• 부모님을 위한 취미 교실 • 시니어 컬러링북

색연필로 그리는 채소

윤경미 그림

GBB

추천의 말

활기차게 살고 싶다면 컬러링 취미 생활로!

　사회적으로 왕성한 활동을 하던 인생의 중반기를 지나 후반기에 접어들면 자연스럽게 신체 기능이 저하되고 심리적으로 우울감과 무기력감을 느끼게 됩니다. 이런 변화를 부정적인 신호로만 볼 것이 아니라, 건강한 나의 습관을 만드는 계기로 삼는 것이 중요합니다.

　요즘은 '노인, 고령자, 시니어'라는 말을 듣는 걸 불편해 합니다. 젊게 보이고 젊게 살고 싶은 것은 모두의 바람이겠지요. 하지만 한 그루 나무의 삶이 그렇듯, 우리도 언젠가 인생의 후반기를 거닐게 됩니다. 그런 시기가 내게 온다고 인정해야 활기찬 인생의 후반기를 만들 수 있습니다.

　나이 들수록 취미 생활은 꼭 필요합니다. 뇌와 근육의 건강, 정서적 안정감을 함께 얻을 수 있기 때문입니다. 특히 컬러링 취미는 굳은 손을 풀기에도 좋고, 집중력과 성취감, 관찰력뿐만 아니라 마음이 편안해지는 치유 효과도 얻을 수 있습니다.

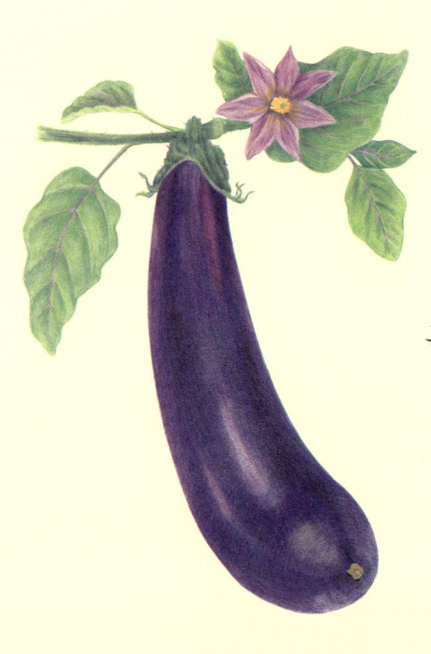

　《색연필로 그리는 채소》 컬러링북과 함께 일상에서 몸과 마음을 건강하고 행복하게 만들기 바랍니다.

　　　　　　서울대학교 의과대학 명예교수, 전 국민건강보험공단 이사장 김용익

작가의 말

제철의 기운, 활기 있는 생명력을 전하는 채소 컬러링북

텃밭 한 귀퉁이에 하얗게 핀 파꽃, 청량한 색으로 한여름 더위를 날려주는 도라지꽃, 꽃이 귀한 이른 봄에 피는 무꽃. 먹을거리로만 생각하고 지나쳤던 채소에도 화려하지는 않지만 미소를 짓게 하는 사랑스러운 꽃이 핍니다.

우리 조상들은 언 땅을 뚫고 올라온 달래와 냉이, 쑥 같은 봄나물로 움츠렸던 기운을 북돋았고, 무청을 말린 시래기, 무말랭이로 장아찌를 만들어 채소가 부족한 겨울을 지혜롭게 지내왔습니다.

채소는 땅속에 뿌리를 내리고 자신을 잘 지탱하며 살아갑니다. 과한 욕심은 비우면서 흔들림 없이 중심을 잡고 커가는 채소로부터 삶의 지혜를 배웁니다.

시니어 컬러링북 세 번째 책《색연필로 그리는 채소》는 우리 밥상에 자주 오르는 채소에서부터 최근 건강식으로 사랑받는 슈퍼푸드까지 다양한 채소를 담았습니다.

쉽게 만날 수 있는 채소들이지만 눈여겨보지 않았던 채소 꽃들도 새롭게 만나실 수 있습니다. 또한 서로 다른 형태와 표면의 질감, 다채로운 색을 살려 정성스럽게 색칠하는 동안 몸과 마음이 모두 건강해지는 힐링의 시간이 될 것입니다.

씨 뿌리고 가꾸고 수확하는 채소들처럼, 이 책으로 여러분의 마음에 텃밭을 만들어 즐겁게 가꾸시길 바랍니다.

윤경미

차례

추천의 말 2

작가의 말 3

몸과 마음을 활력 있게 만드는 채소 색칠 기초 수업 8

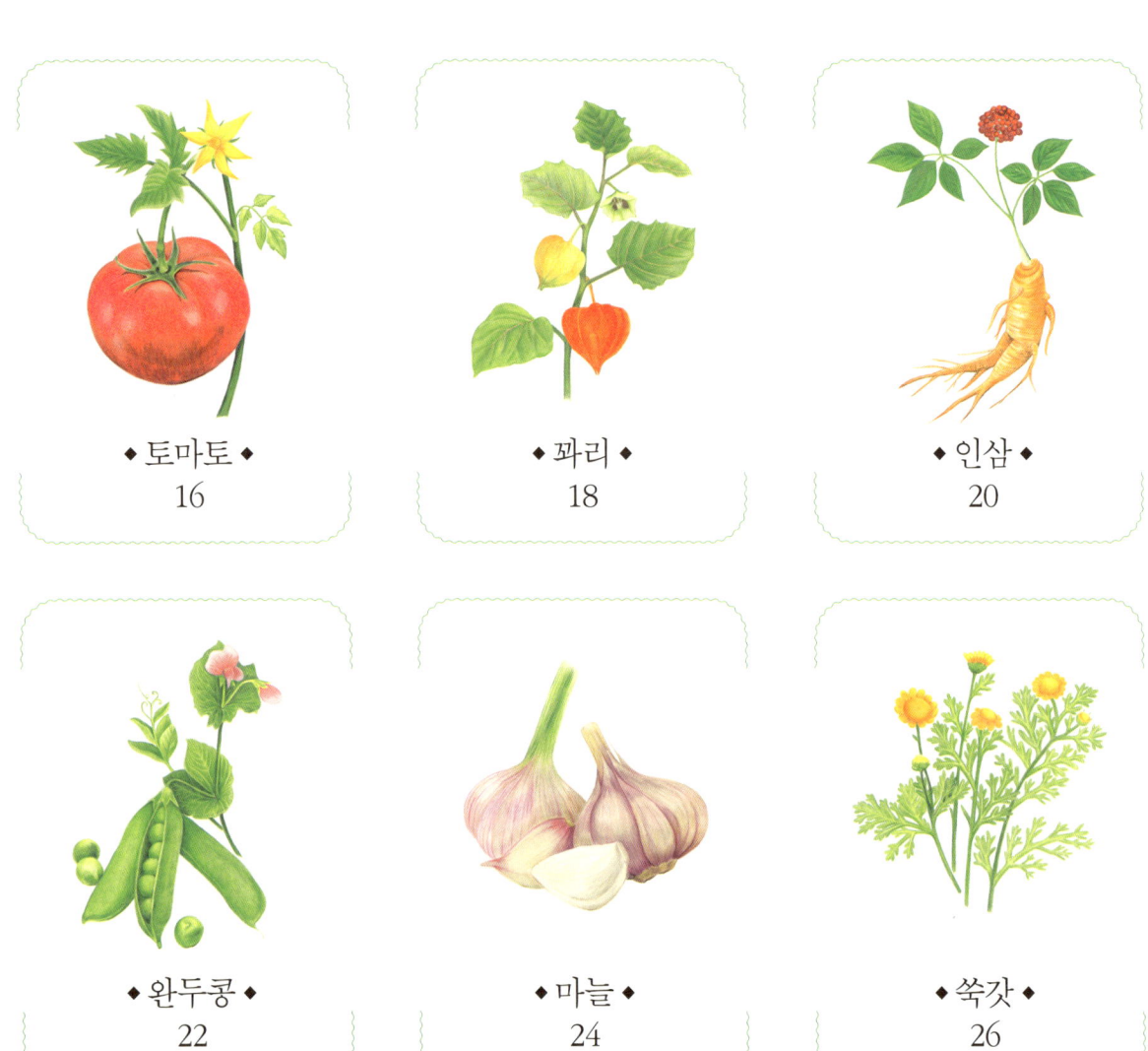

◆ 토마토 ◆
16

◆ 꽈리 ◆
18

◆ 인삼 ◆
20

◆ 완두콩 ◆
22

◆ 마늘 ◆
24

◆ 쑥갓 ◆
26

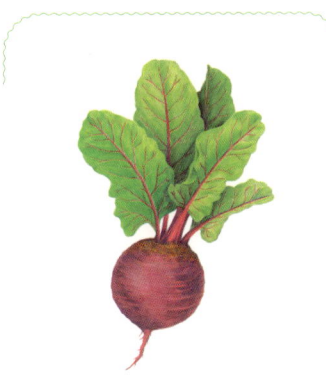

◆ 비트 ◆
28

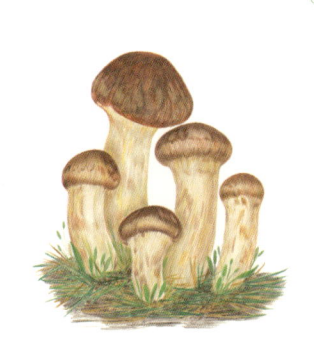

◆ 송이버섯 ◆
30

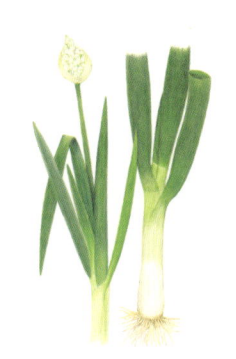

◆ 파 ◆
32

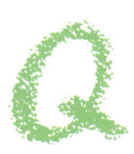

기억력과
집중력을 키우는
채소 퀴즈
34

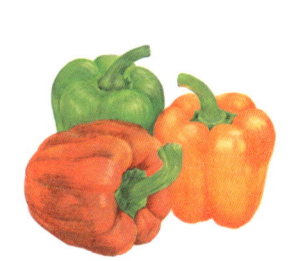

◆ 파프리카 ◆
40

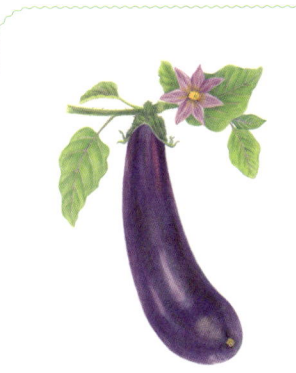

◆ 가지 ◆
42

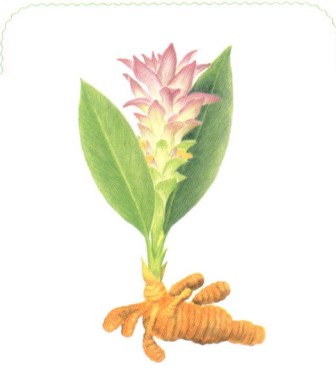

◆ 강황 ◆
44

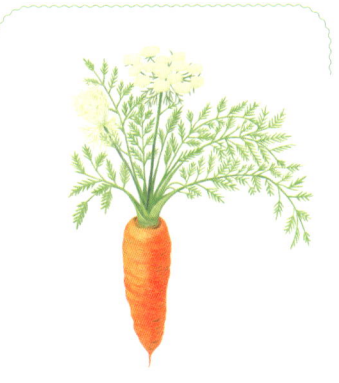

◆ 당근 ◆
46

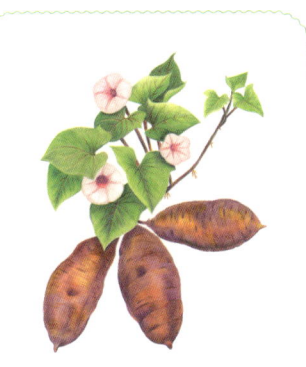

◆ 고구마 ◆
48

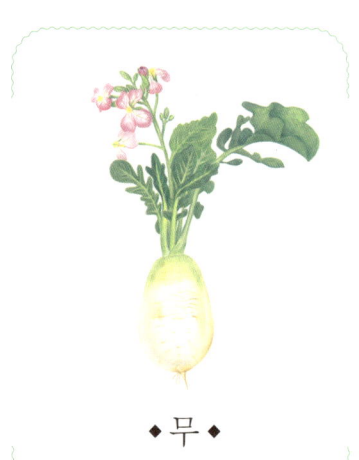
◆ 무 ◆
50

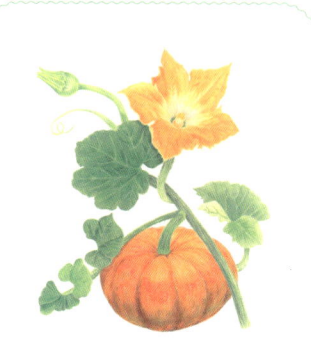
◆ 호박 ◆
52

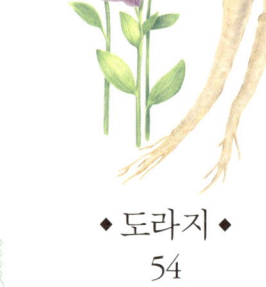
◆ 도라지 ◆
54

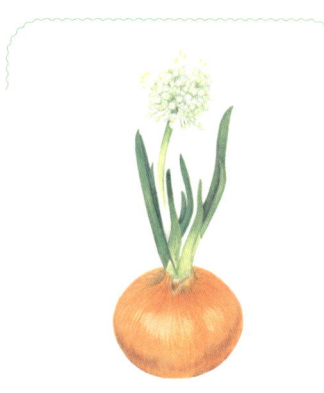
◆ 양파 ◆
56

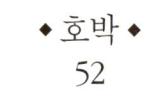

기억력과
집중력을 키우는
채소 퀴즈
58

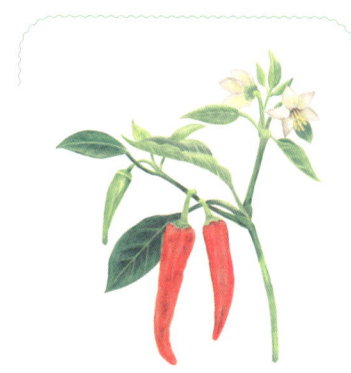
◆ 고추 ◆
64

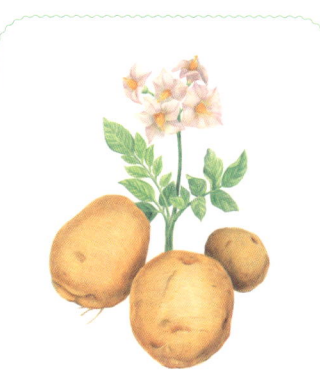
◆ 감자 ◆
66

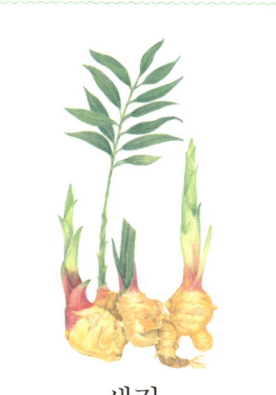
◆ 생강 ◆
68

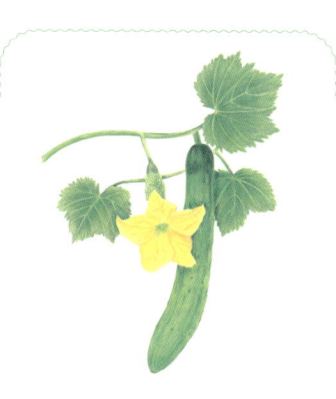
◆ 오이 ◆
70

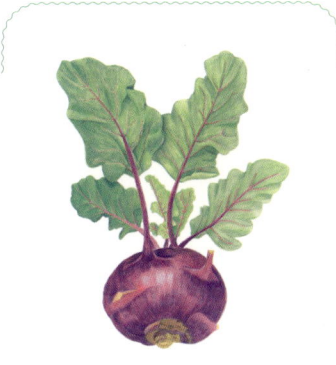
◆ 콜라비 ◆
72

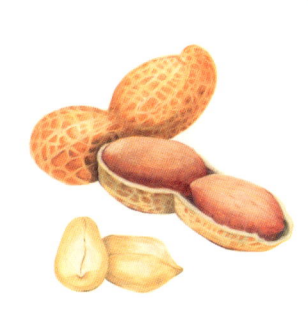
◆ 땅콩 ◆
74

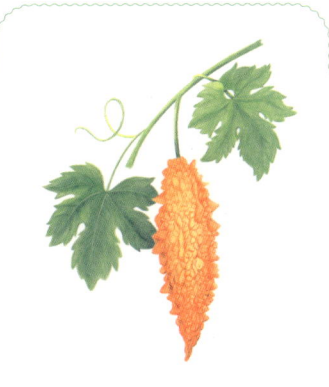
◆ 여주 ◆
76

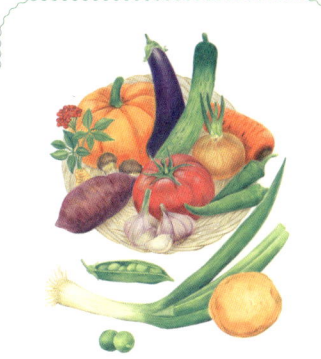
◆ 채소바구니 ◆
78

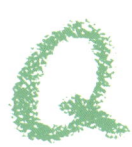
기억력과
집중력을 키우는
채소 퀴즈
80

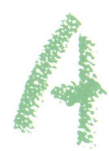
정답
86

몸과 마음을 활력 있게 만드는 채소 색칠 기초 수업

🫒 선 연습하기 🫒🫒

짧은 선 연습 짧고 고운 선으로 꼼꼼하게 칸을 색칠해본다.

긴 선 연습 길고 고운 선으로 꼼꼼하게 칸을 색칠해본다.

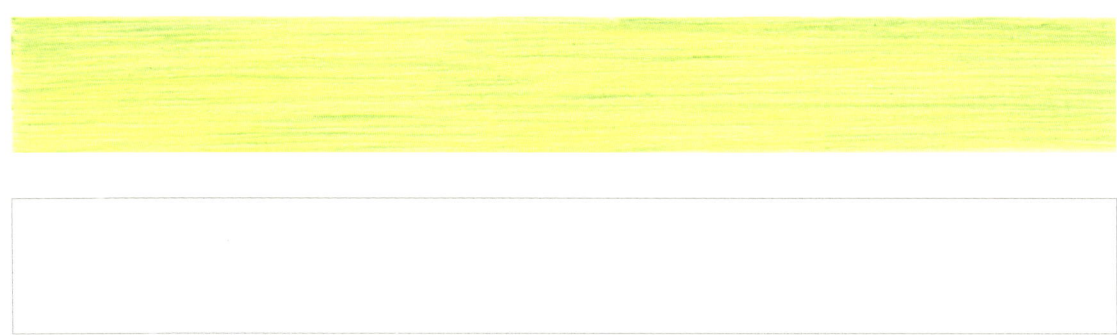

선의 강약 연습 힘을 약하게 하거나 강하게 해서 선을 그려본다.

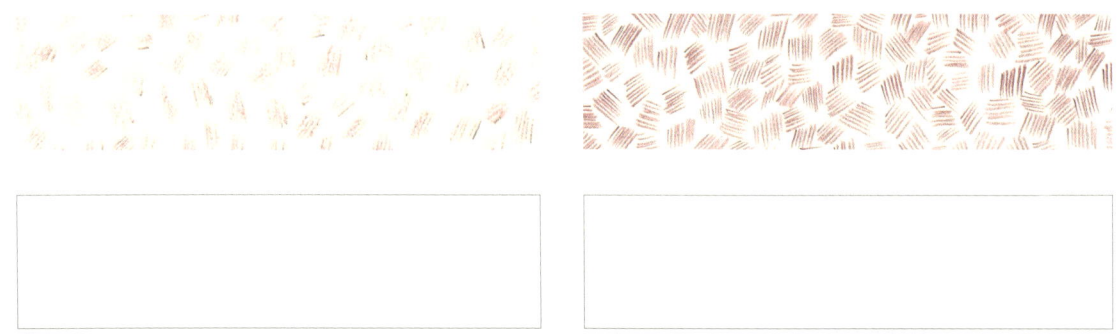

🟢 보색 활용하기 🟢

보색을 알면 좋은 점

보색은 서로 반대되는 한 쌍의 색을 말한다. 아래 그림처럼 무채색을 제외한 20개의 색을 둥그렇게 배열했을 때 가까이 위치한 색이 비슷한 계열의 유사색이고, 마주보는 정반대쪽의 색이 보색이다. 보색은 대비가 심하기 때문에 함께 놓으면 서로의 영향으로 색을 더 뚜렷하고 화려하게 표현할 수 있다. 또한 보색을 섞어 검은색, 회색의 무채색을 다채롭게 만들 수 있다. 색연필에 있는 검정색, 회색을 사용하면 단조로운 느낌을 주지만, 보색을 혼합해 만든 무채색을 사용하면 자연스러운 색감을 낼 수 있다.

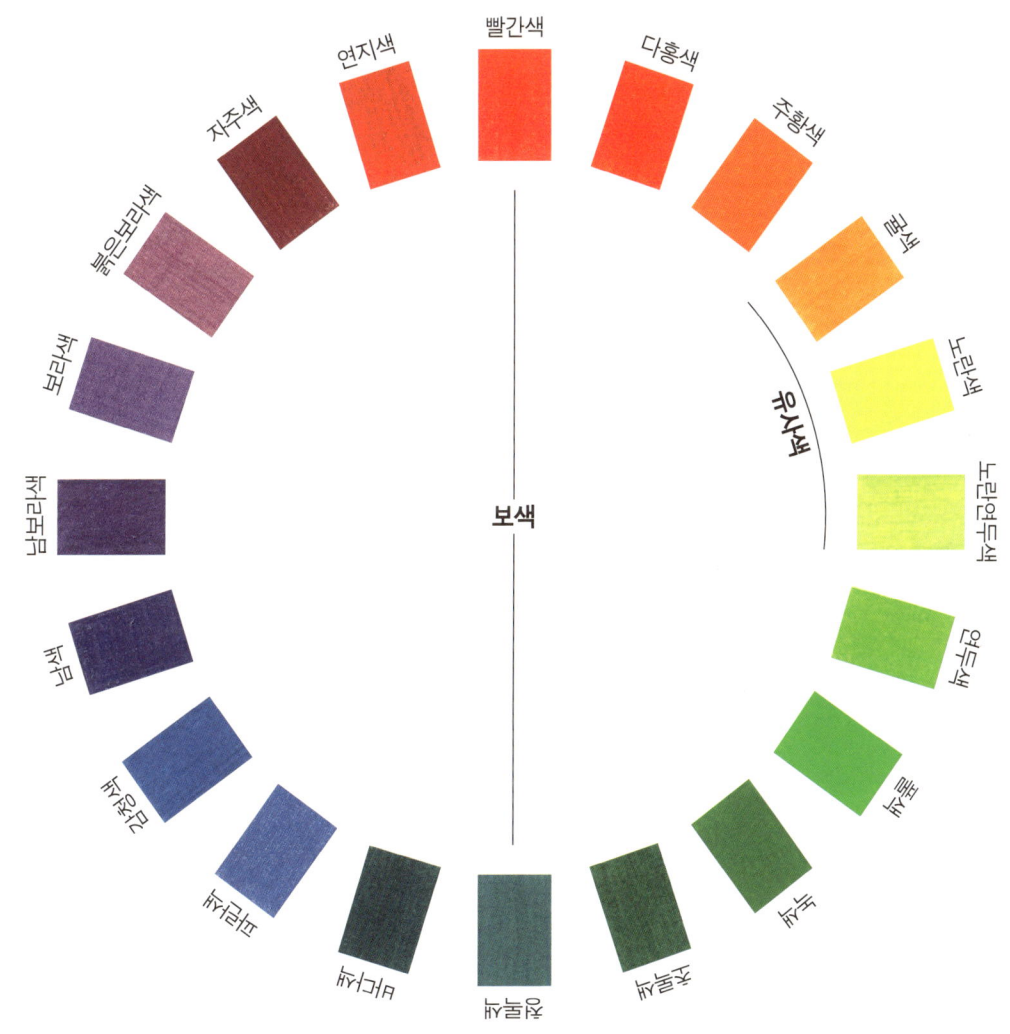

보색으로 입체감을 표현하는 법

보색을 섞으면 명도와 채도가 떨어져 어두워지고 탁해진다. 이것을 저명도, 저채도의 색이라고 한다. 이런 색을 사용해서 어두운 그림자나 잎맥, 줄기 등에 잘 활용하면 채소를 입체적으로 표현할 수 있다. 아래 그림은 보색 관계에 있는 색들을 혼합해 채소의 입체감을 살리는 방법이다. 이때 보색을 섞는 비율에 따라 저명도, 저채도의 색이 조금씩 달라질 수 있다.

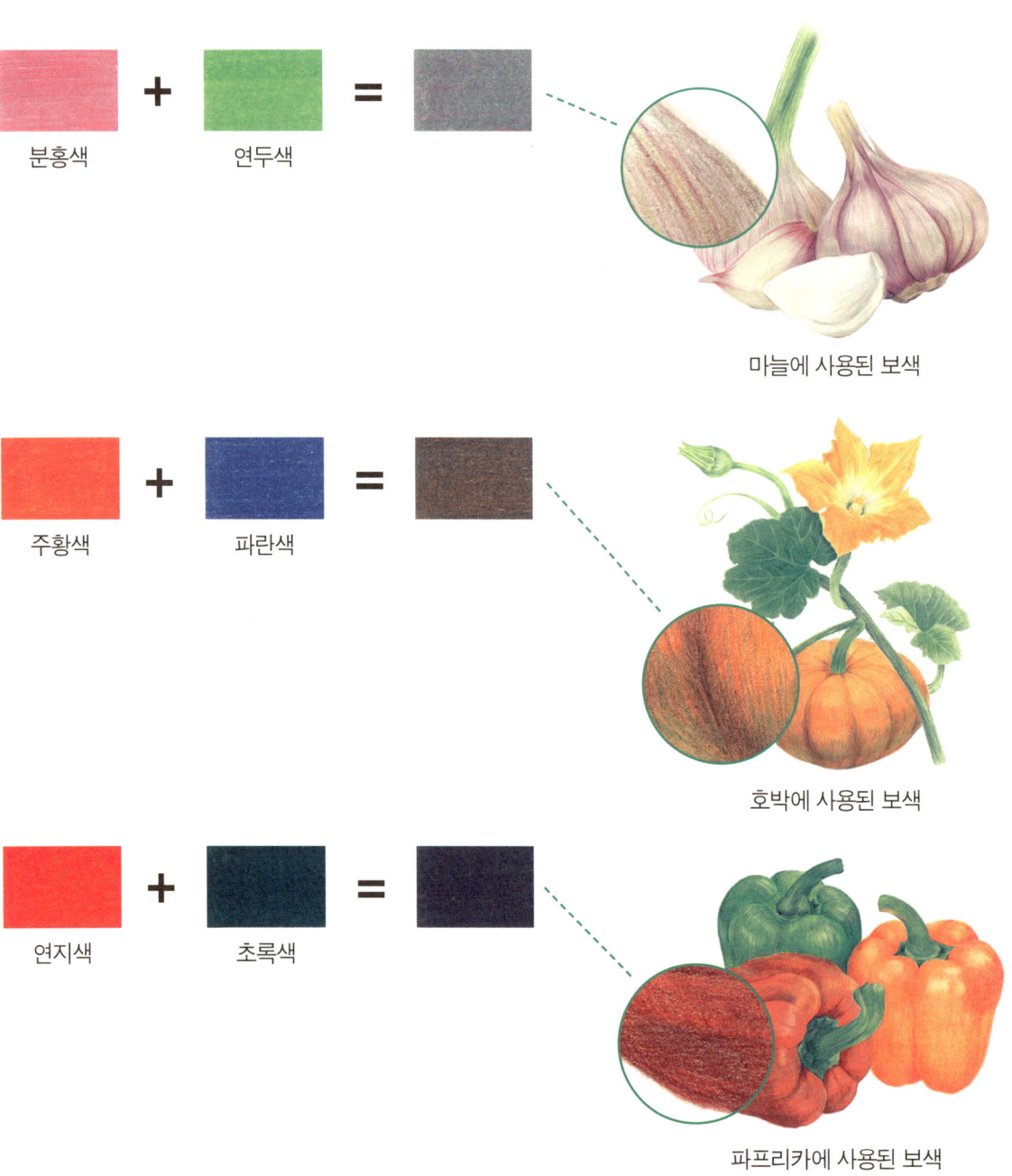

마늘에 사용된 보색

호박에 사용된 보색

파프리카에 사용된 보색

채소를 색칠하는 방법

1. 파 긴 선으로 색칠하기

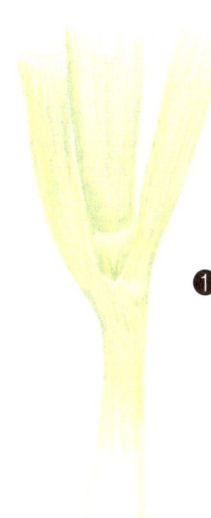

❶ 흰색으로 파의 뿌리와
   줄기 부분을 고루 칠한다.
   노란색으로 파의 잎 부분을,
   연두색으로 줄기와
   잎을 칠한다.
   잎이 겹쳐진 부분은
   명암 대비를 주며 색칠한다.

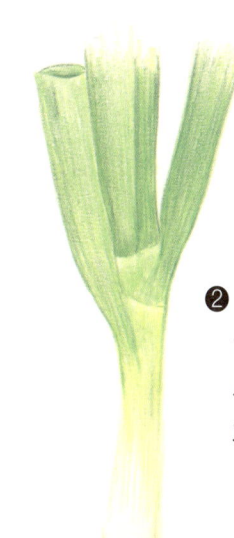

❷ 줄기는 잎보다
   연하게 칠한다.
   세로선으로 칠하면
   파의 결이 잘 살아난다.

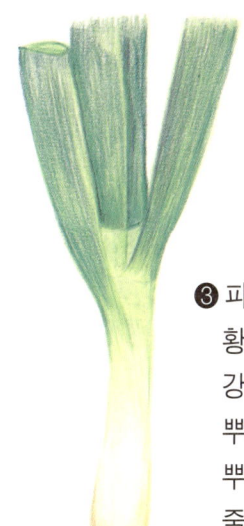

❸ 파의 뿌리 부분은
   황토색과 회색으로
   강약을 주며 색칠한다.
   뿌리의 안쪽은 진하게,
   뿌리의 끝은 연하게 칠한다.
   줄기 잎의 진한 부분은
   초록색으로 색칠한다.

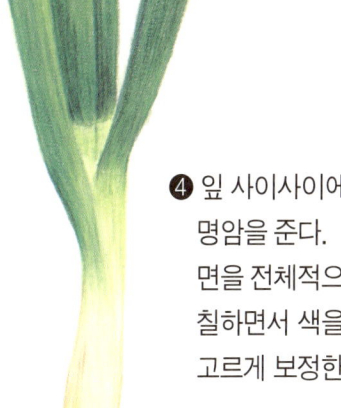

❹ 잎 사이사이에
   명암을 준다.
   면을 전체적으로
   칠하면서 색을
   고르게 보정한다.

2. 비트 잎 짧은 선으로 색칠하기

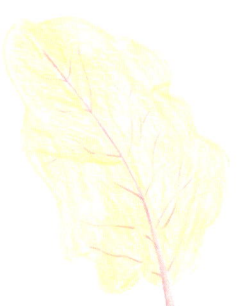 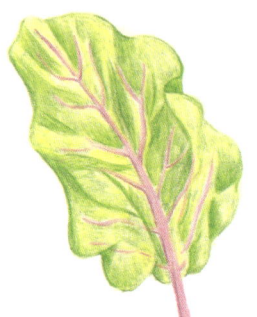 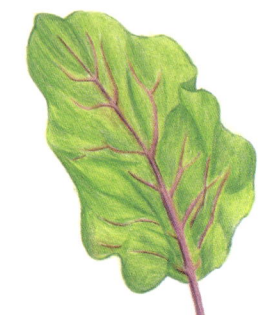

❶ 잎, 줄기와 전체를 노란색으로, 줄기는 분홍색으로 초벌 색칠한 후 잎은 연두색, 줄기는 보라색으로 명암을 주며 칠한다.

❷ 잎맥을 색칠할 때 선에 강약을 주면서 자연스럽게 잎맥을 표현한다.

❸ 전체적으로 색칠하면서 곱고 부드럽게 만들며 완성도를 높인다.

3. 파프리카 입체감 표현하기

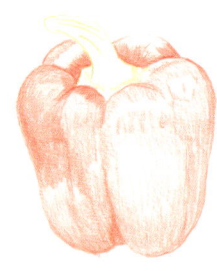 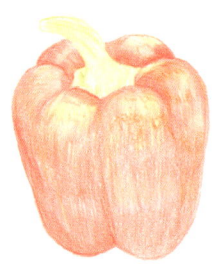

❶ 빨간색으로 전체를 색칠한다. 이때 빛을 받는 부분은 칠하지 않고 남겨둔다.

❷ 꼭지는 노란색으로 칠한다. ❶에서 색칠하지 않고 남겨둔 부분(빛을 받아 밝은 부분)은 흰색으로 색칠한다. 나머지 부분은 빨간색으로 칠해 입체감을 높인다.

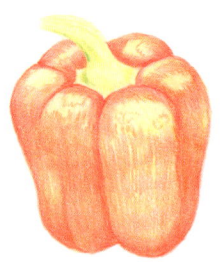 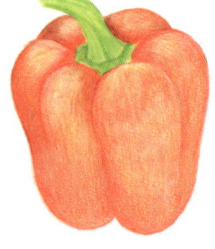 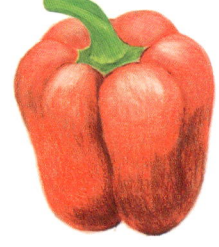

❸ 빨간색과 진한 빨간색으로 무게감 있으면서 자연스럽게 표현한다. 명암을 주면 입체감이 살아난다.

❹ 꼭지와 맞닿은 부분을 갈색으로 진하게 명암을 주어 깊이감을 표현한다.

❺ 꼭지의 결이 잘 살아날 수 있게 선을 긋는다는 느낌으로 강약을 주며 색칠한다. 파프리카의 볼록한 부분과 밑부분을 어둡게 색칠해 입체감과 무게감을 준다.

4. 오이꽃 깊이감 표현하기

 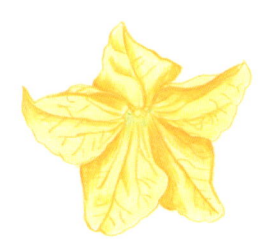 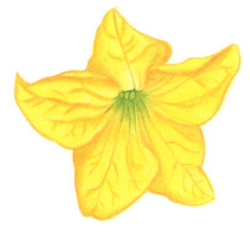

❶ 꽃 전체를 노란색으로 고르게 색칠한다.

❷ 진한 노란색으로 꽃잎이 겹쳐진 부분과 빛을 받는 부분을 칠하며 명암과 입체감을 표현한다.

❸ 꽃 수술은 연두색으로 색칠한다. 꽃 수술 주변도 연두색으로 곱게 결을 살리면서 깊이감을 표현한다.

5. 여주 돌기 표현하기

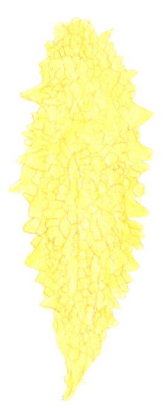 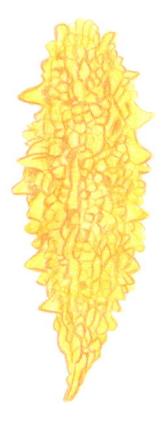

❶ 노란색으로 전체를 연하게 칠한다. 안쪽 부분은 밝게, 바깥 부분의 라인은 어둡게 색칠한다.

❷ 황갈색으로 여주의 형태를 선명하게 그려준다.

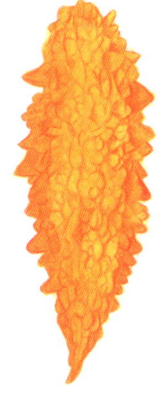 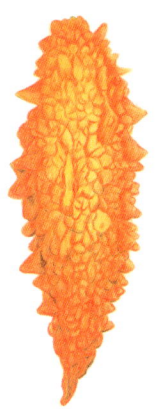

❸ 진한 노란색, 주황색, 황토색 등을 사용해 입체감 있게 형태를 표현한다.

❹ 어두운 부분을 황갈색으로 부드럽게 색칠해 울퉁불퉁한 모양을 강조한다.

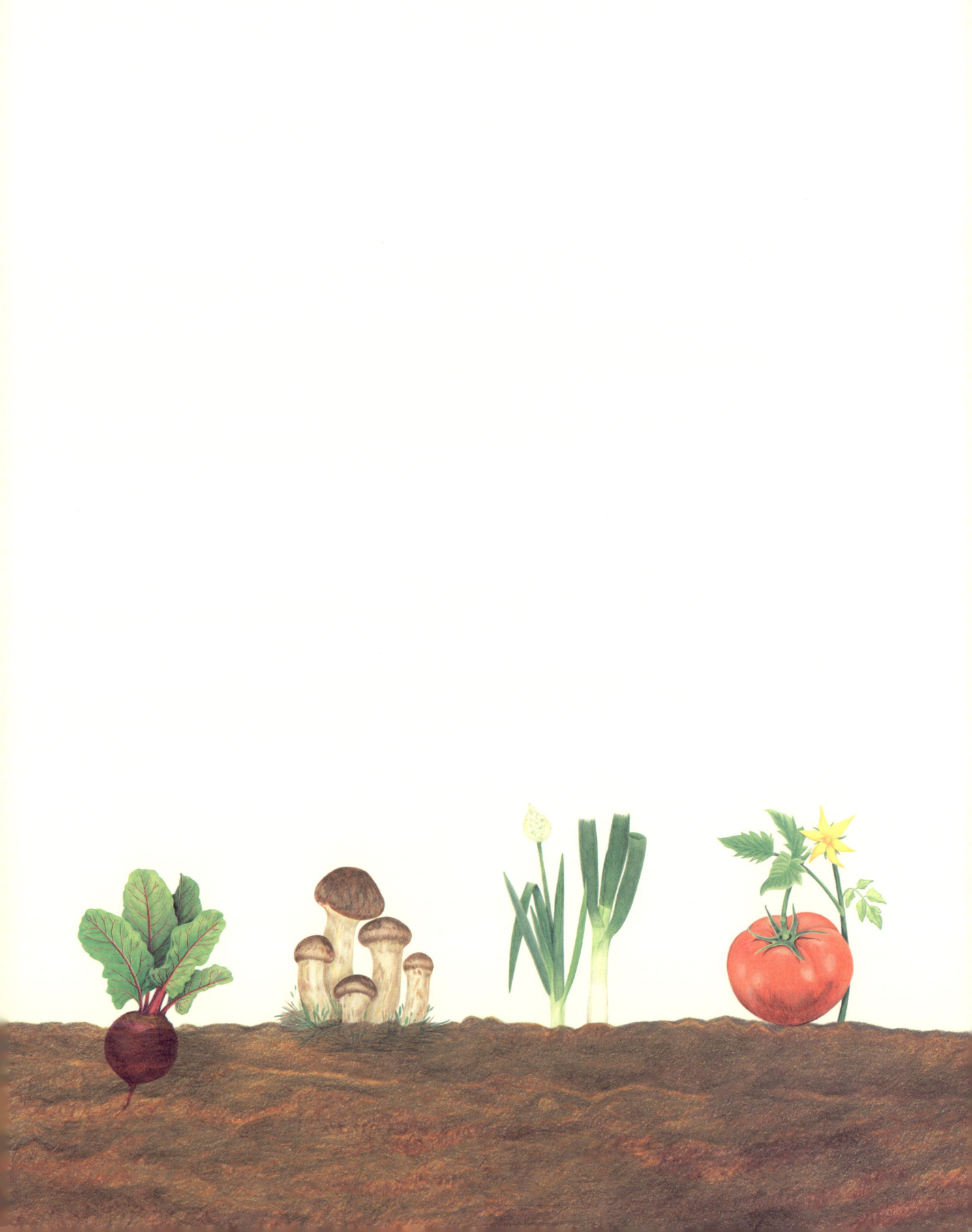

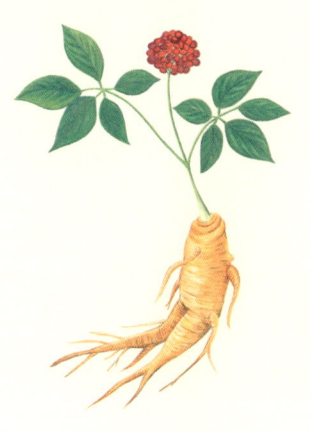

채소들마다
고유한 형태와 색감, 질감이 있습니다.
채소들을 그리며
생명력을 느끼는 시간을
가져보세요.

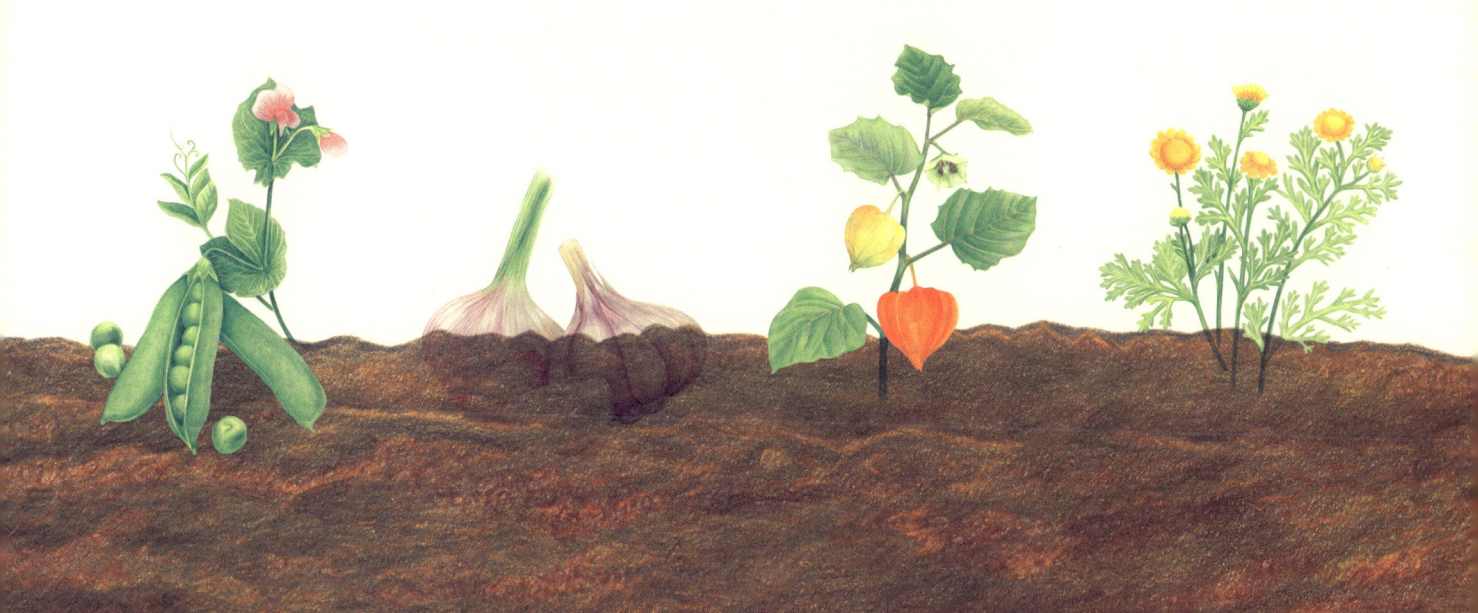

토마토

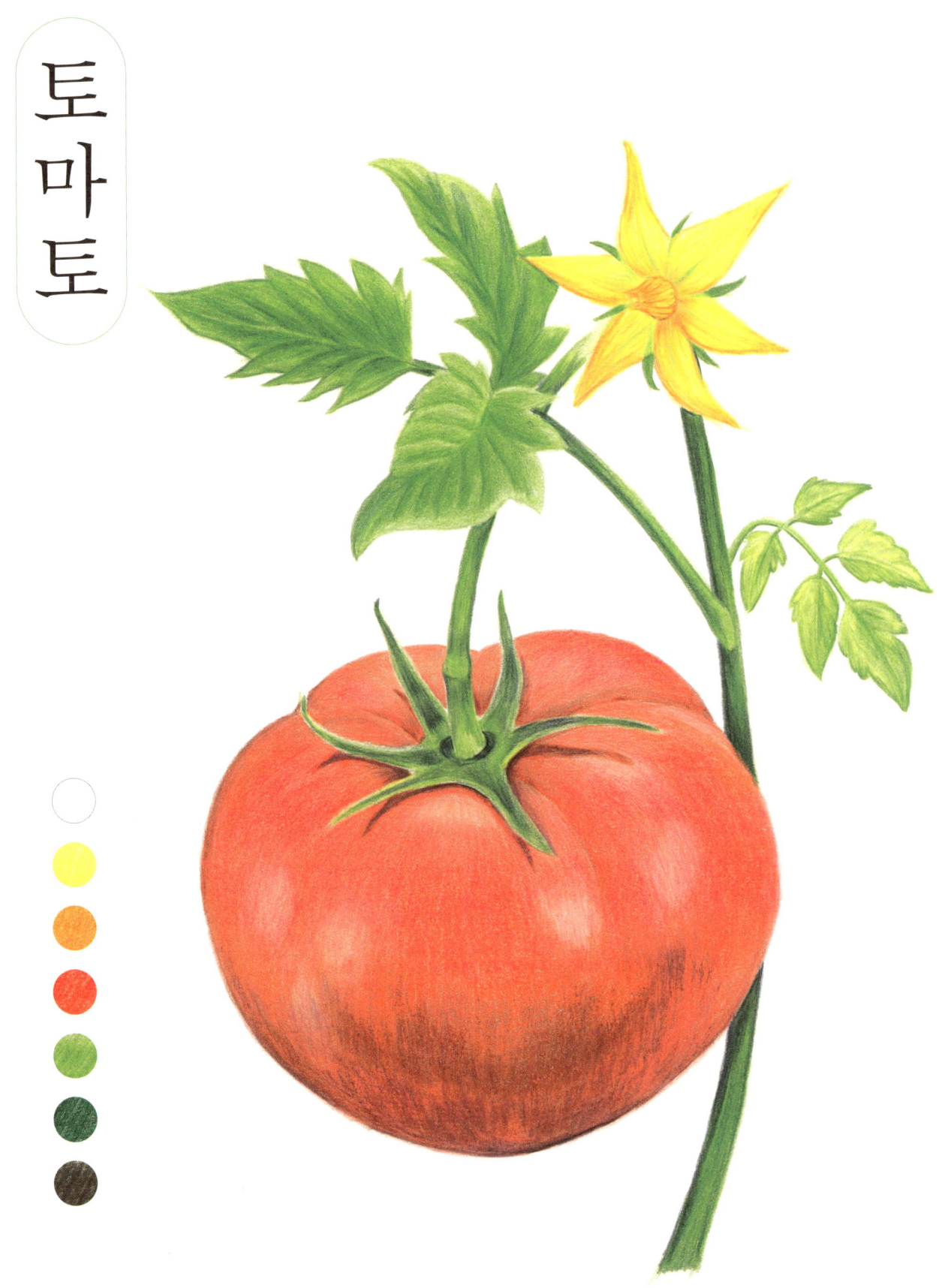

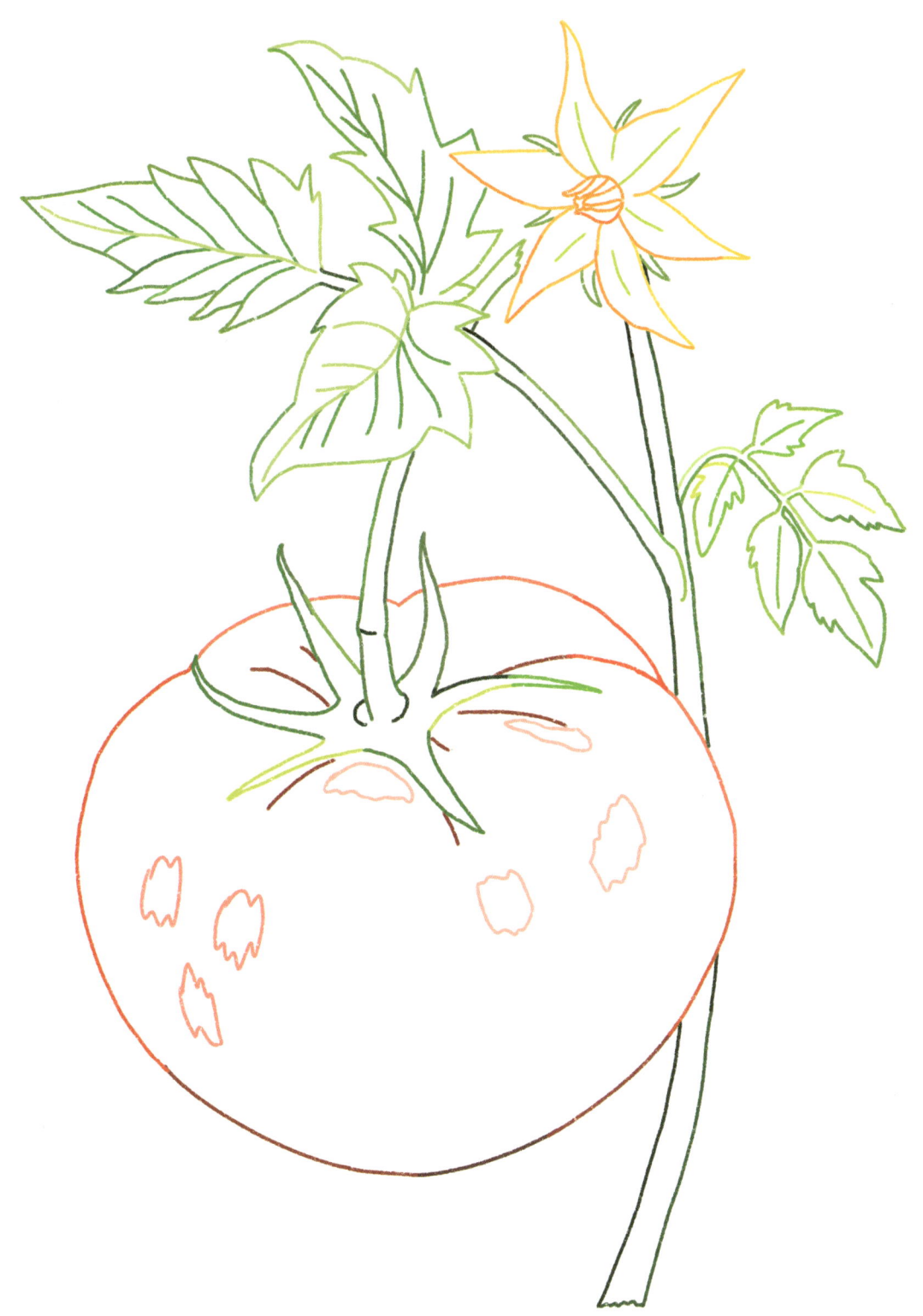

꽈리

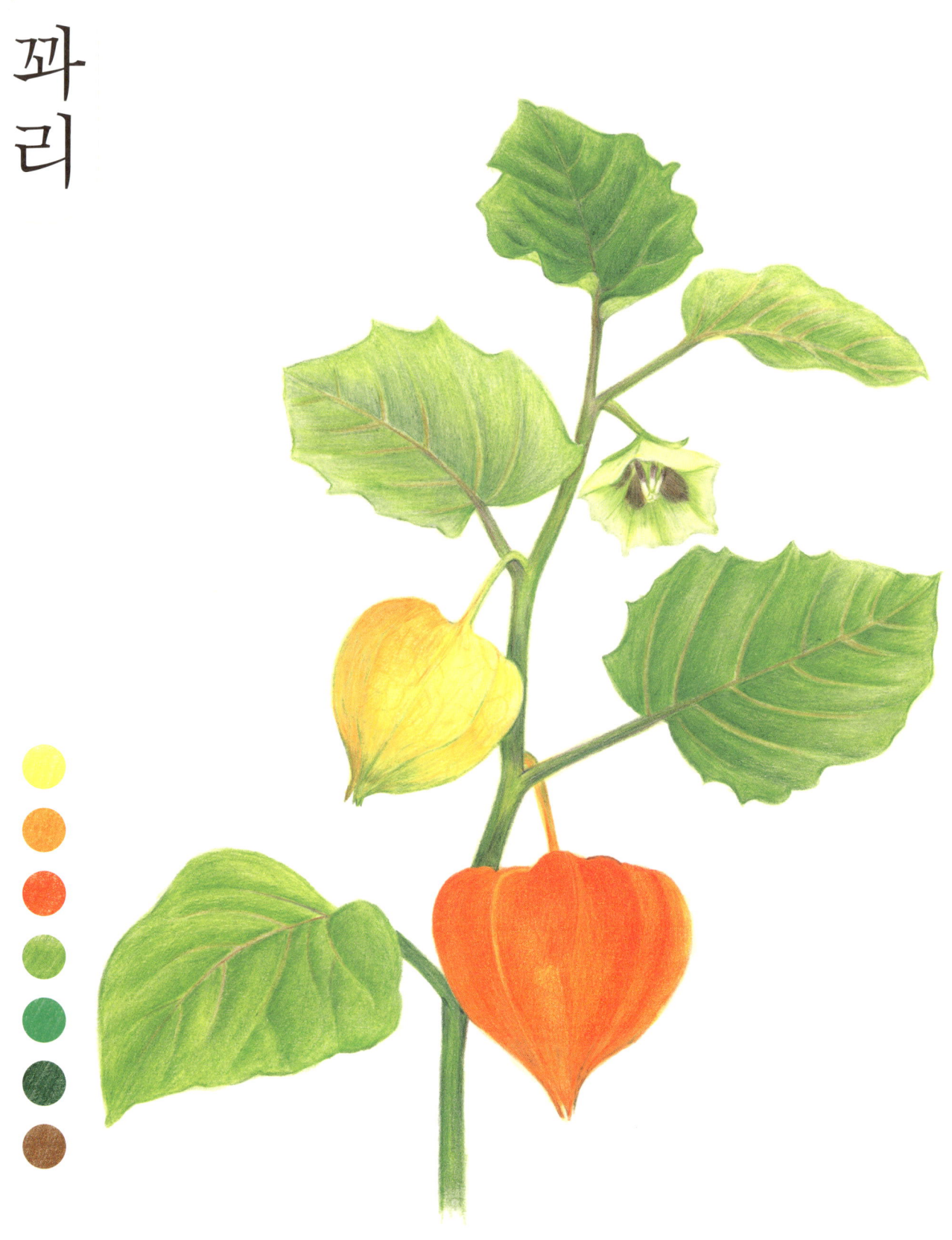

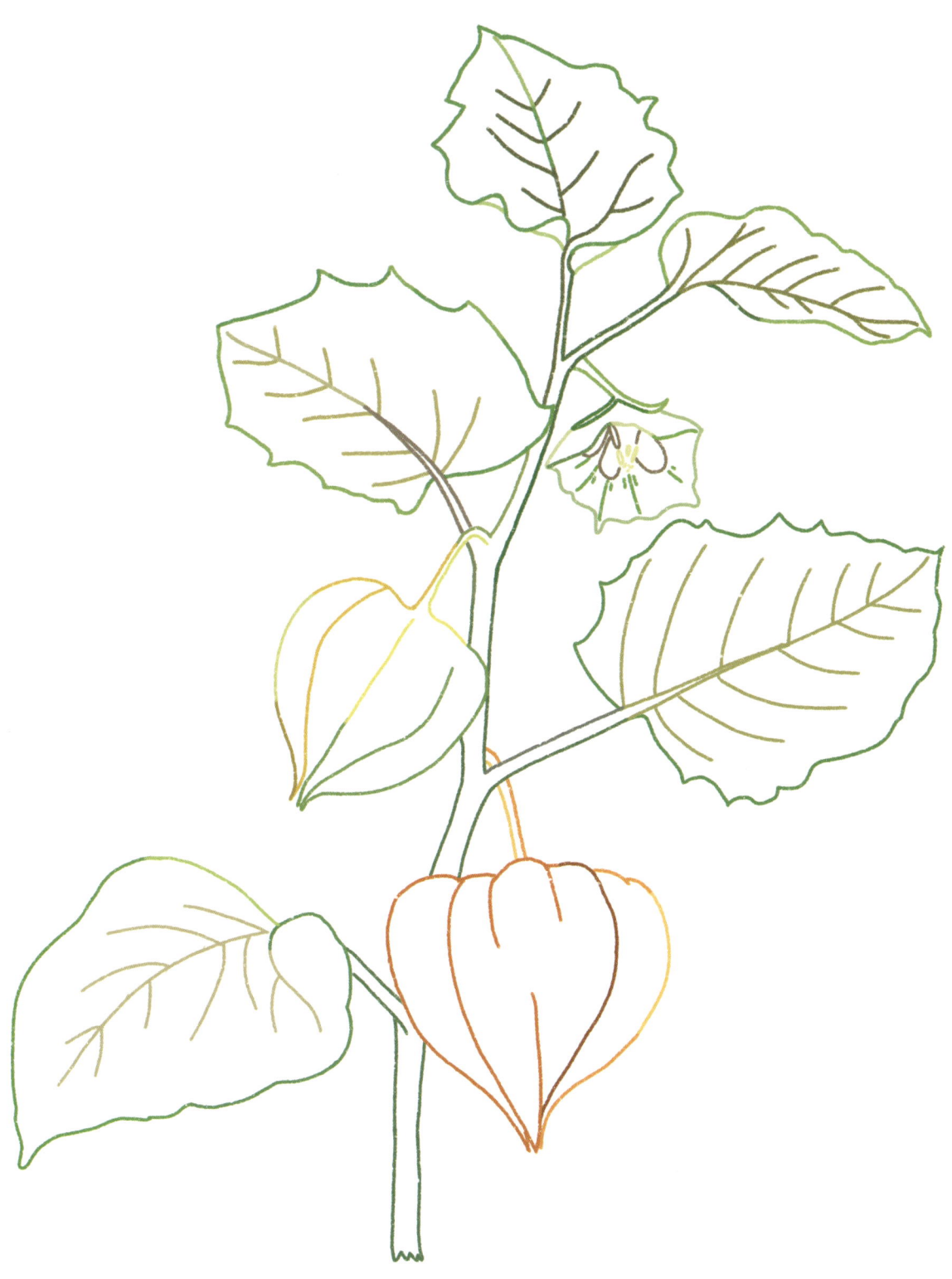

인삼

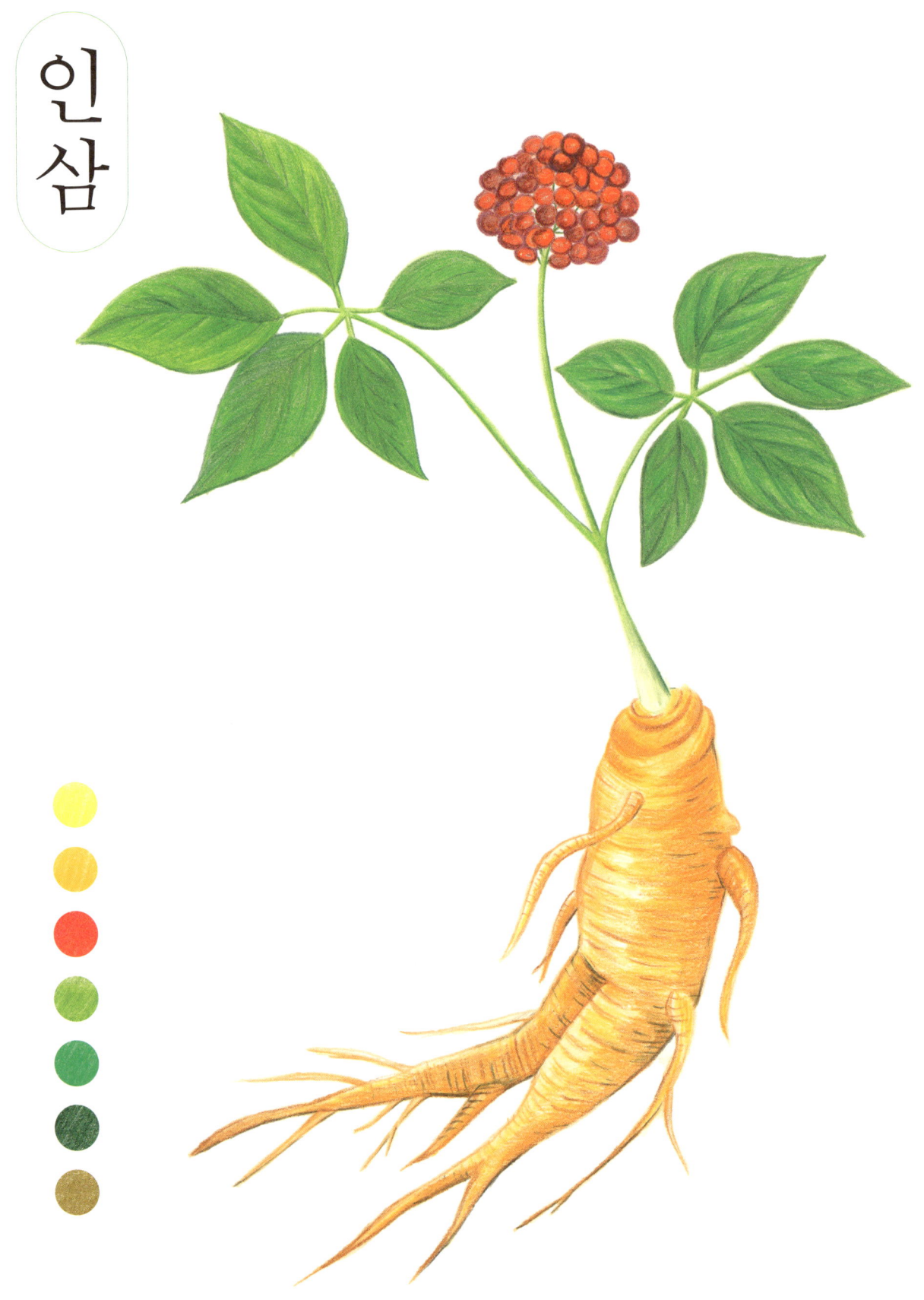

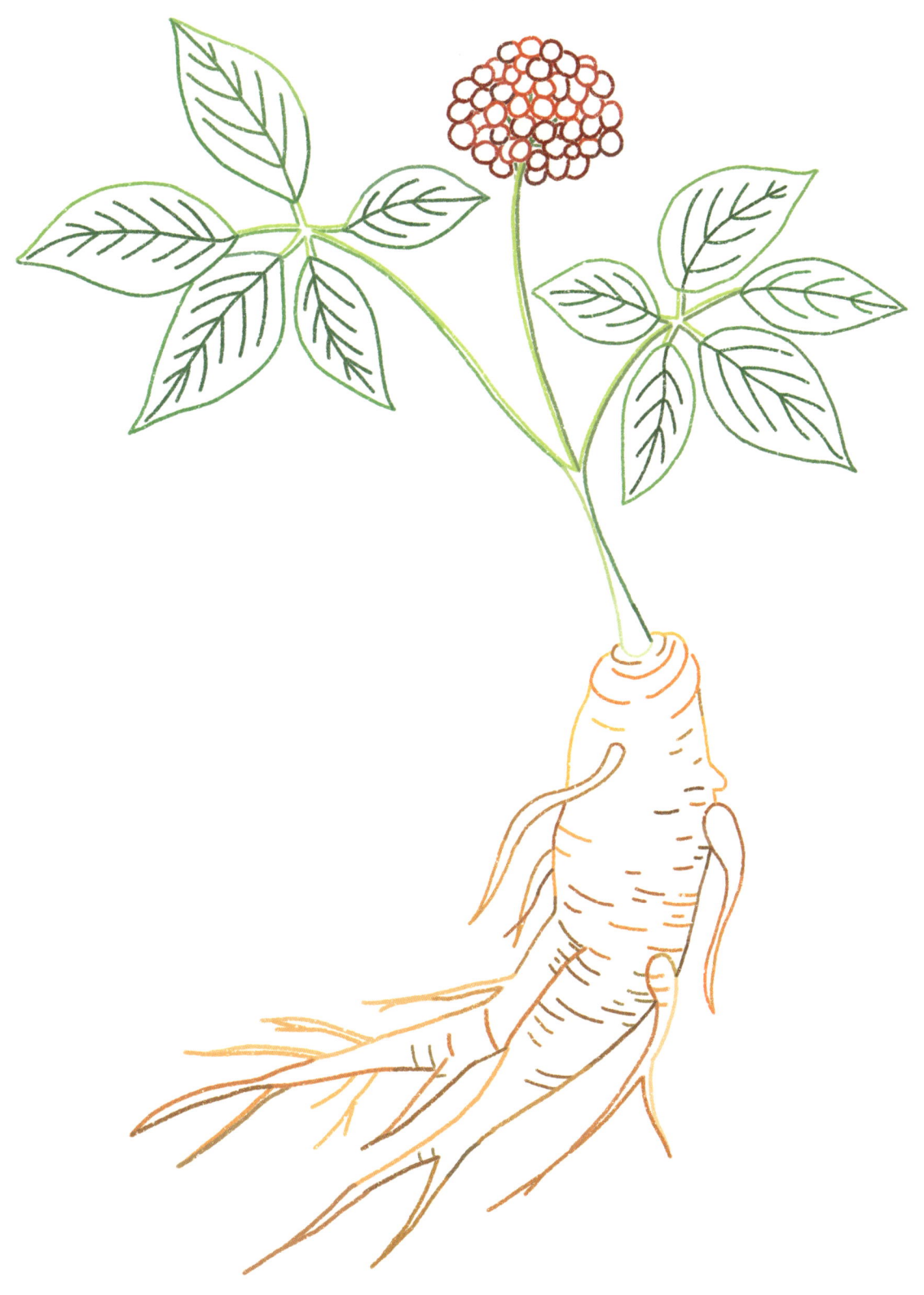

완두콩

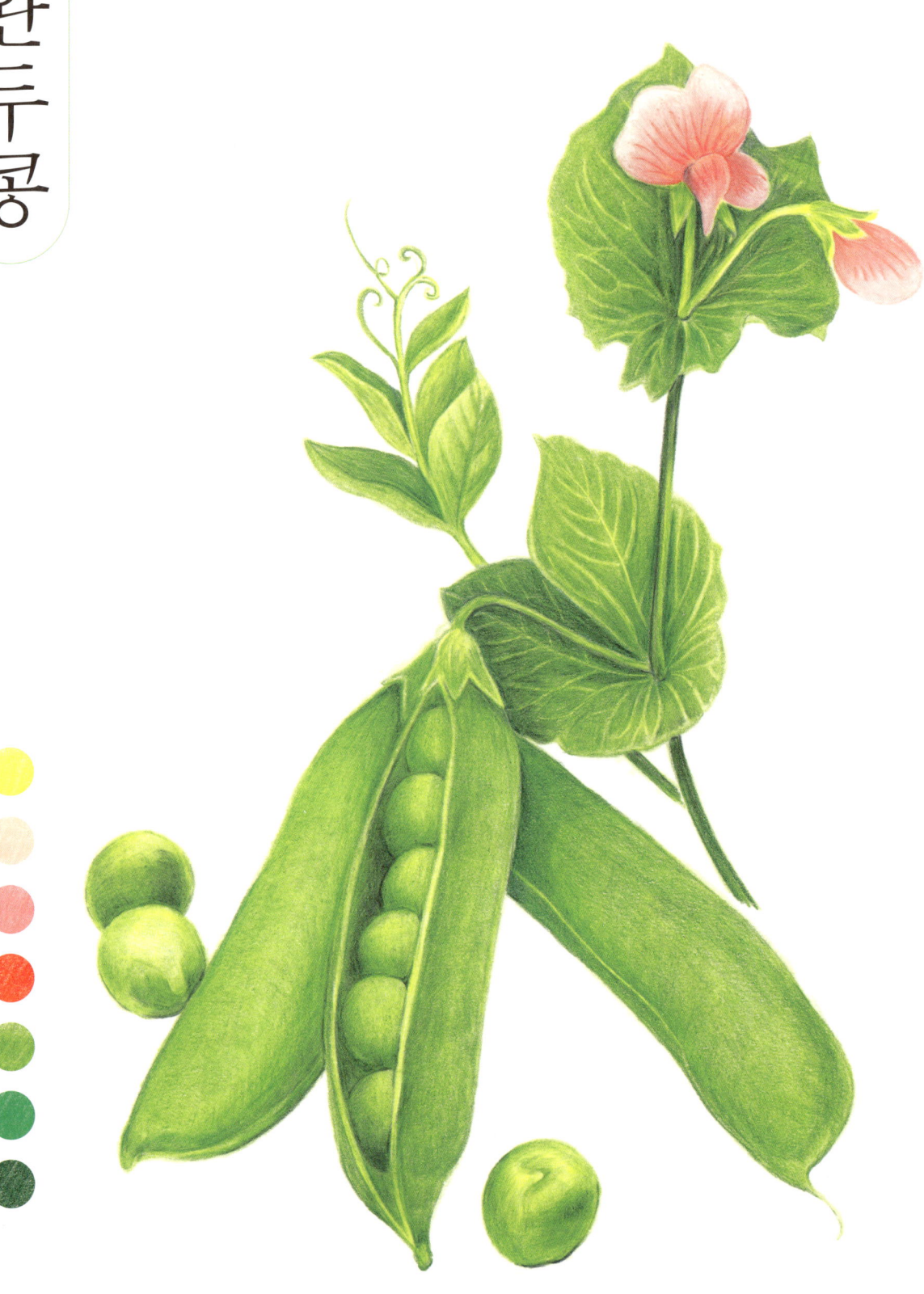

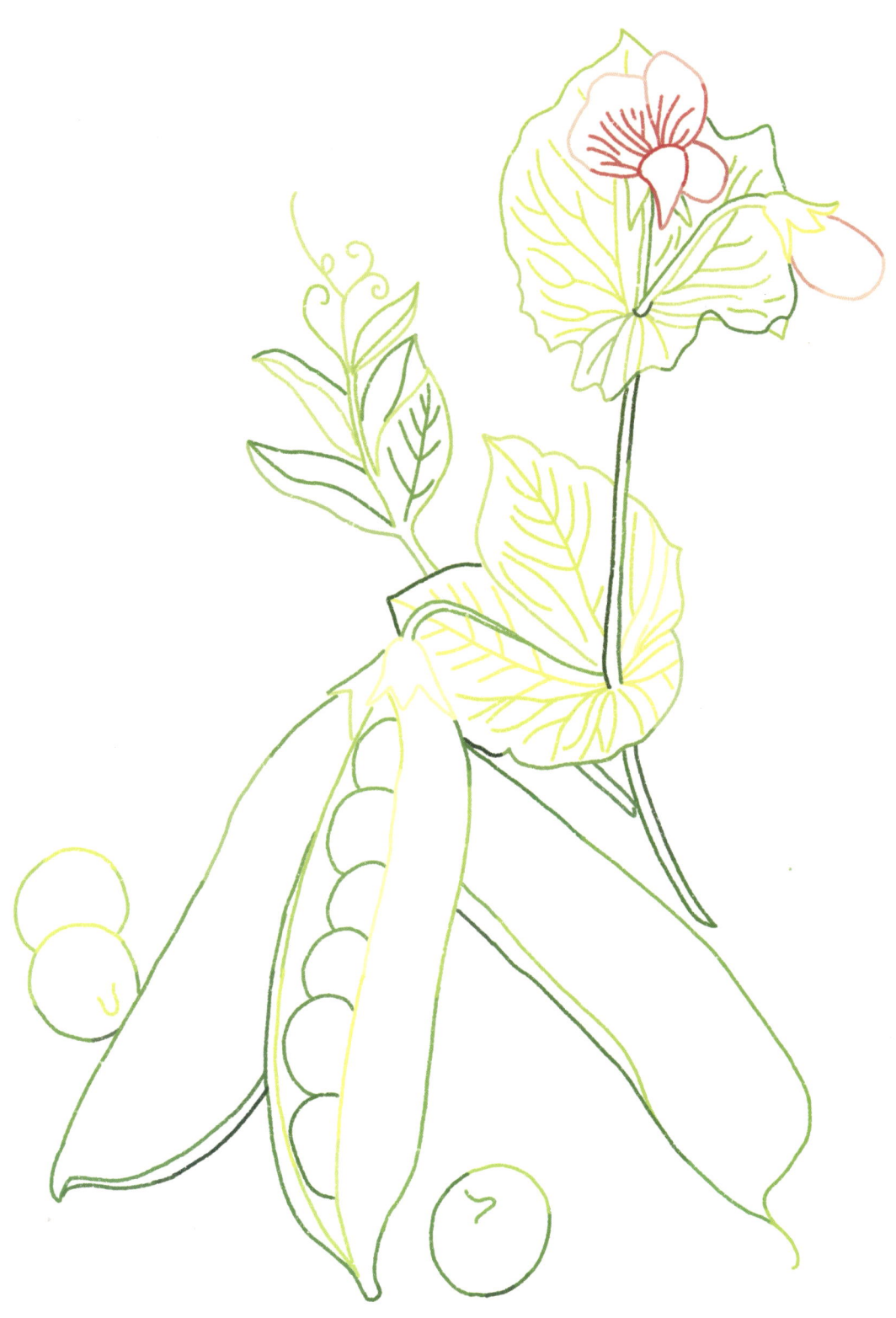

마늘

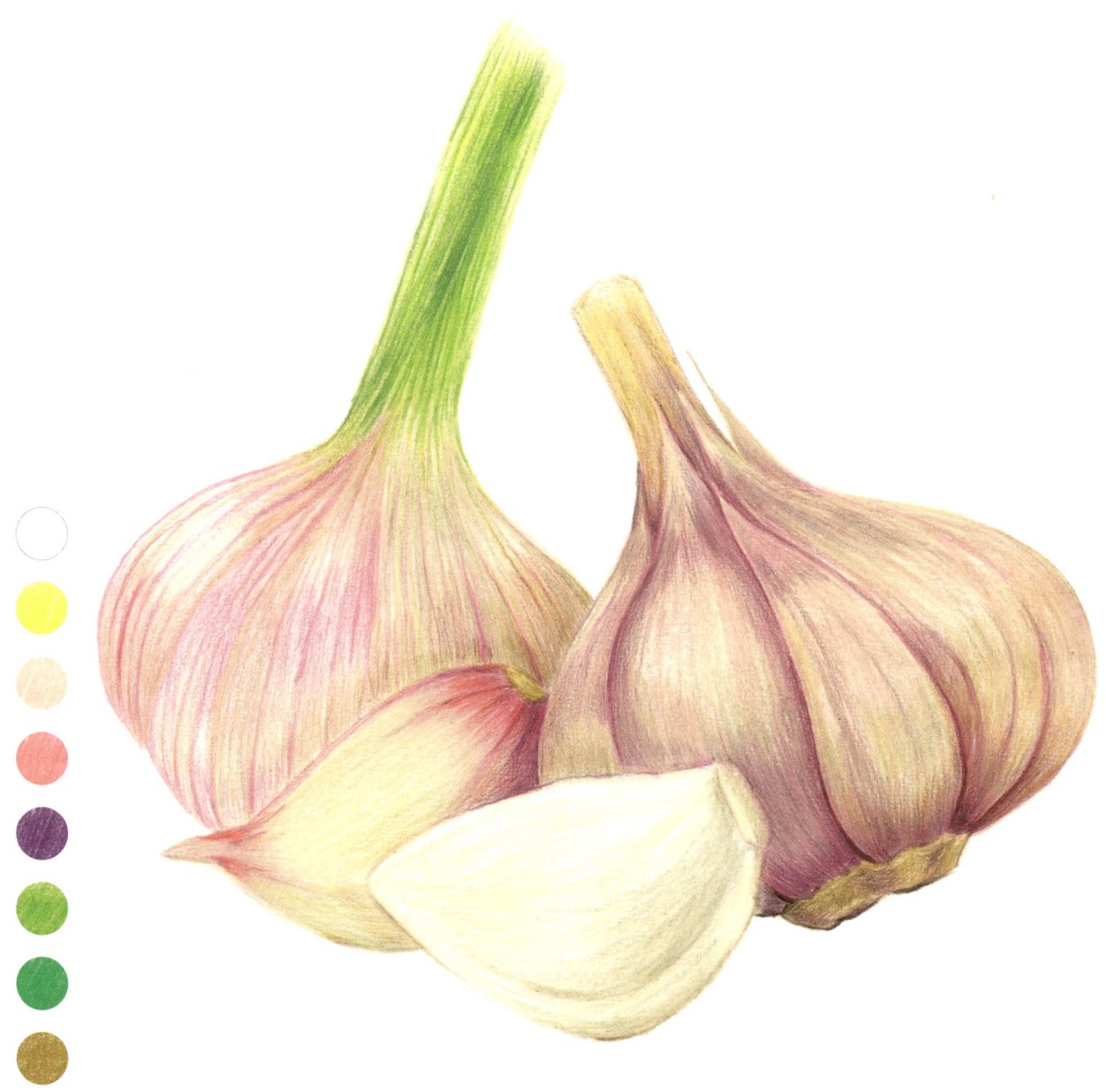

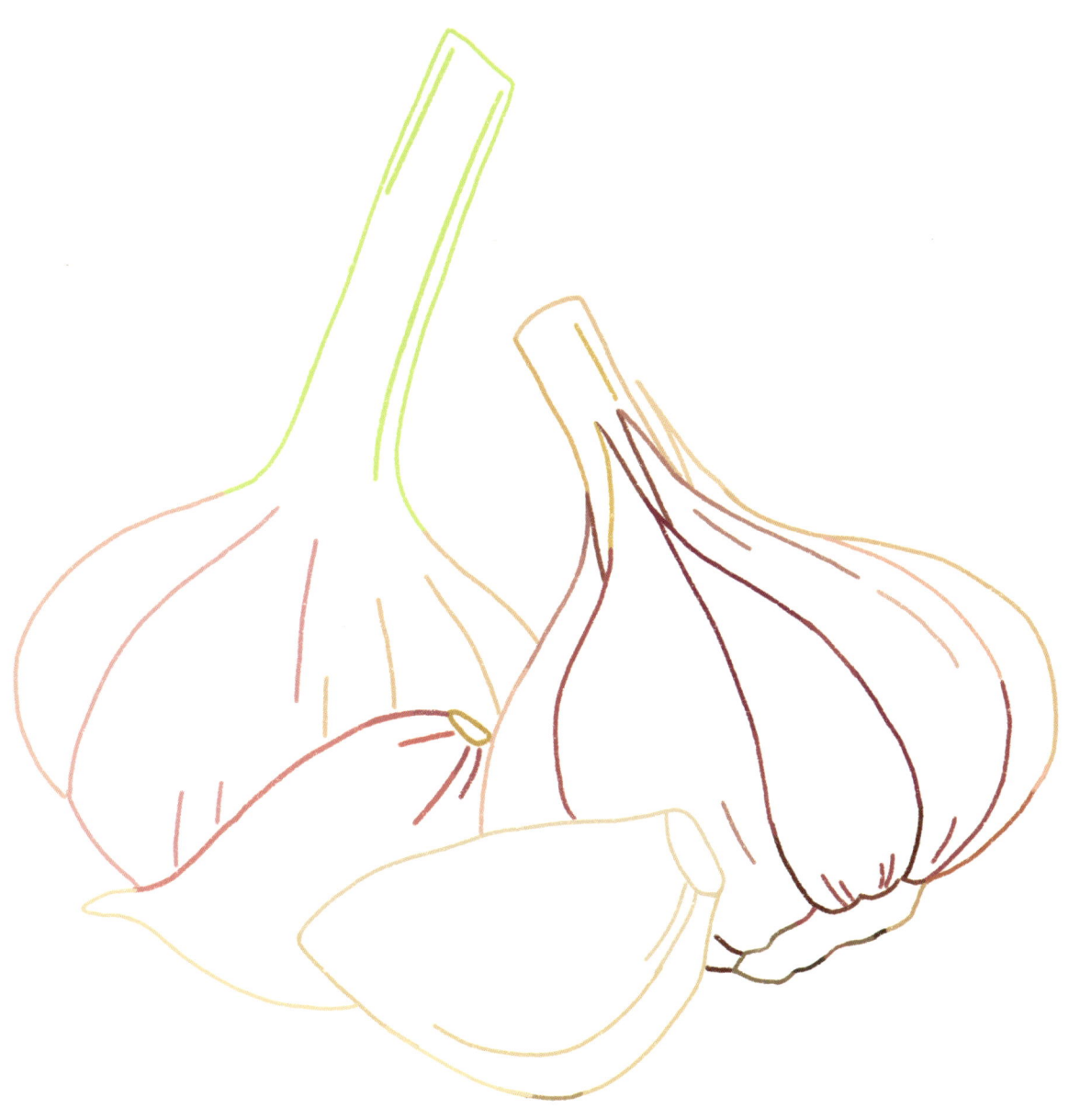

쑥갓

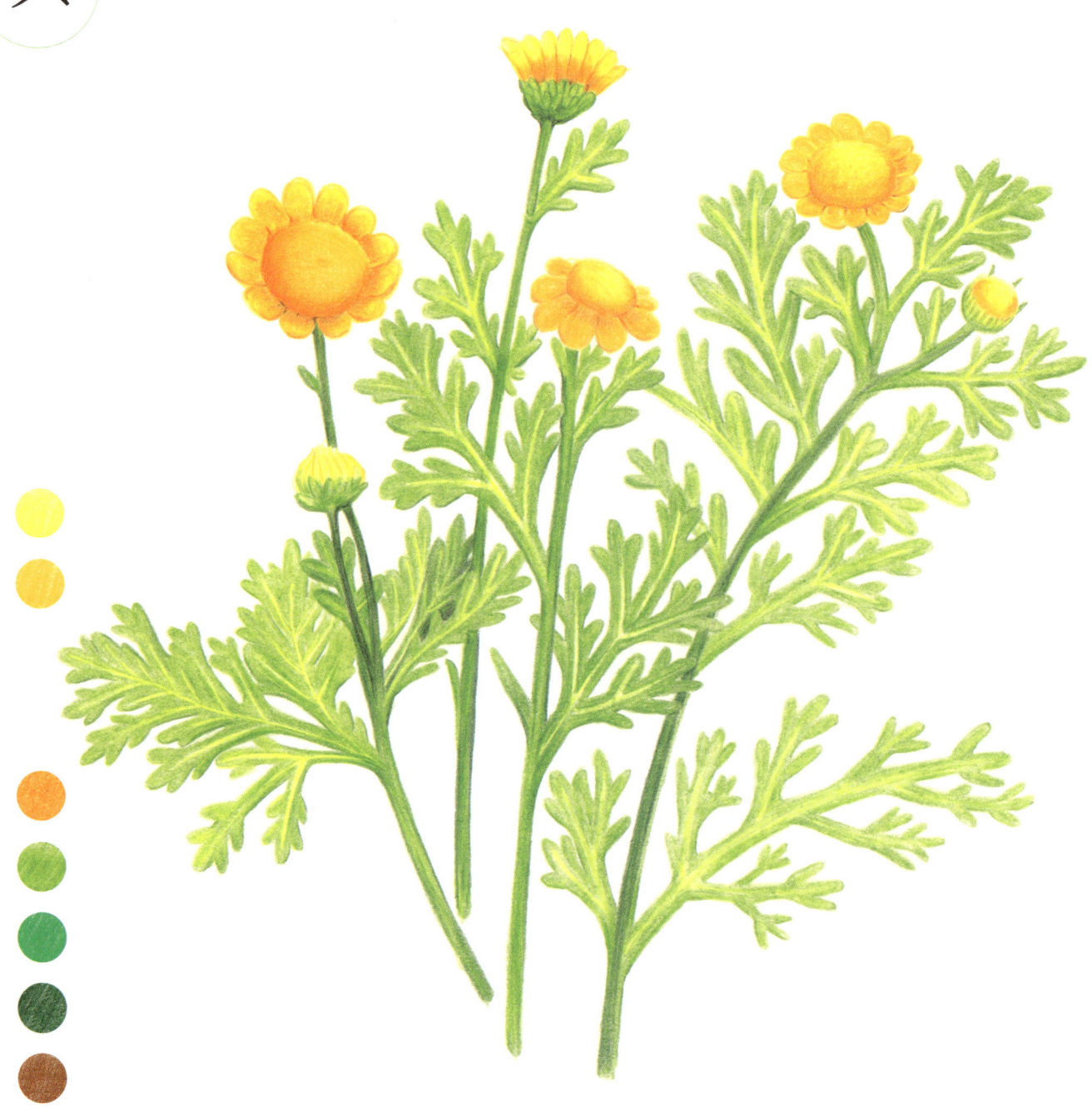

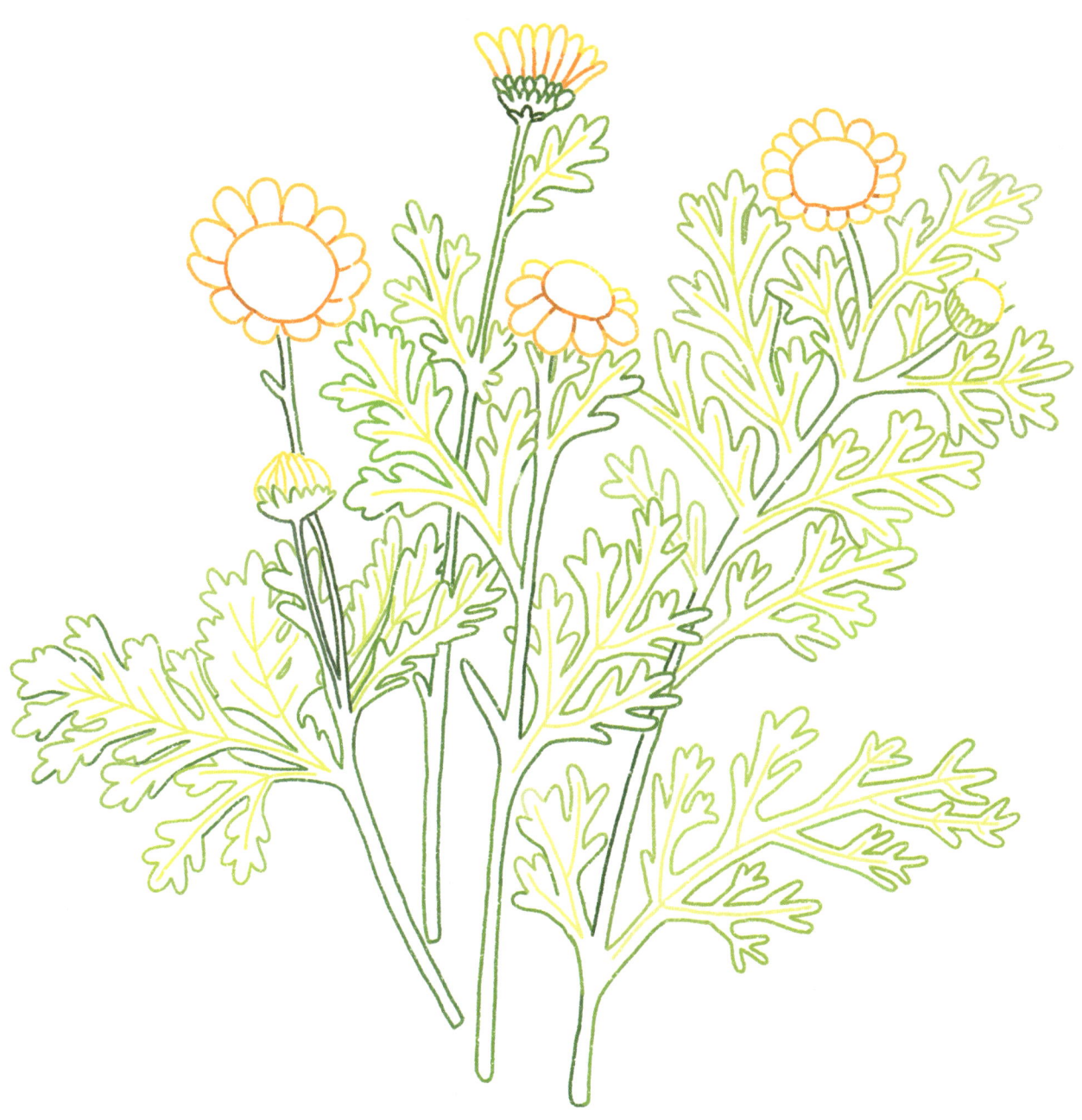

비트

28

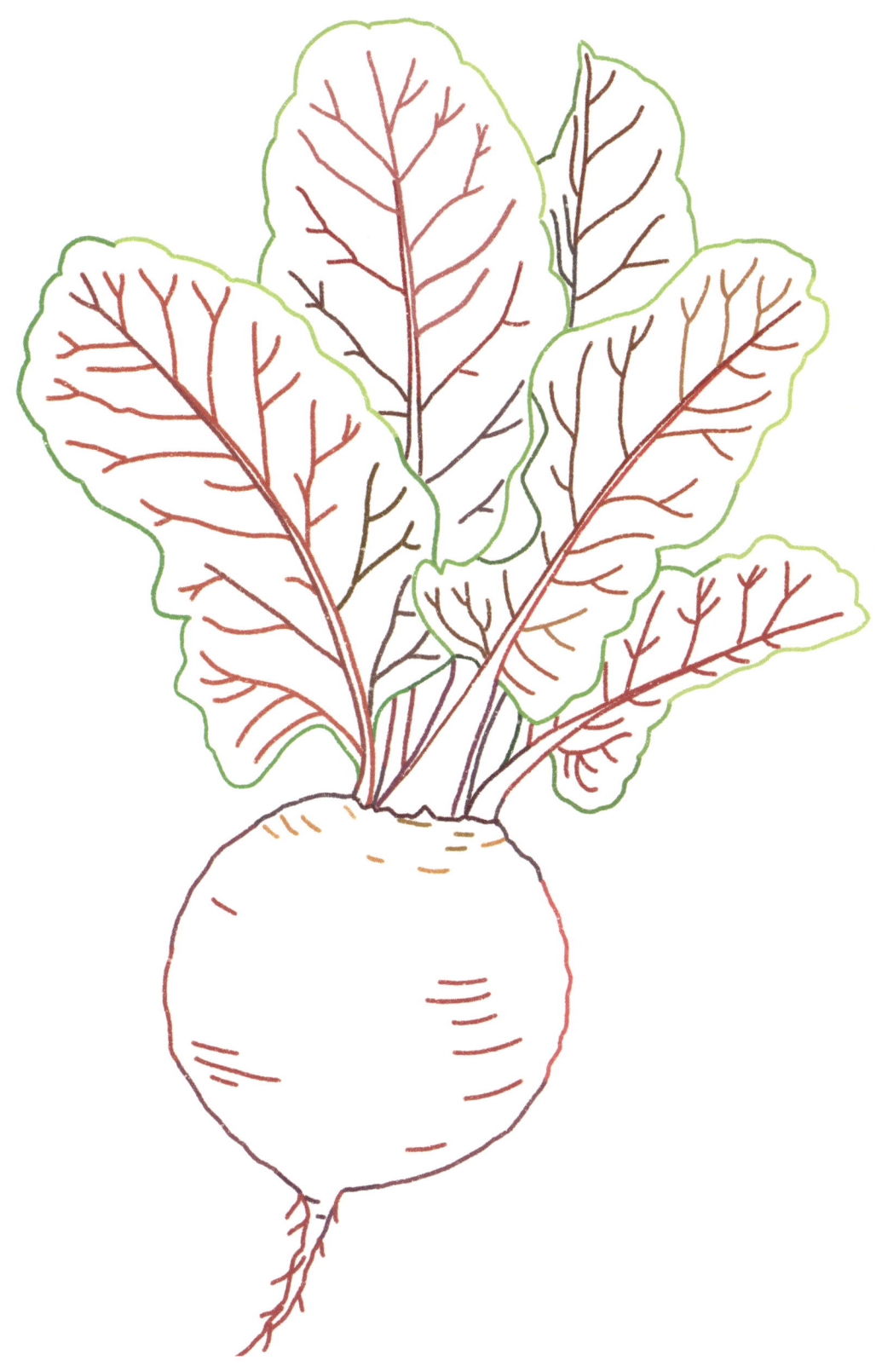

송이버섯

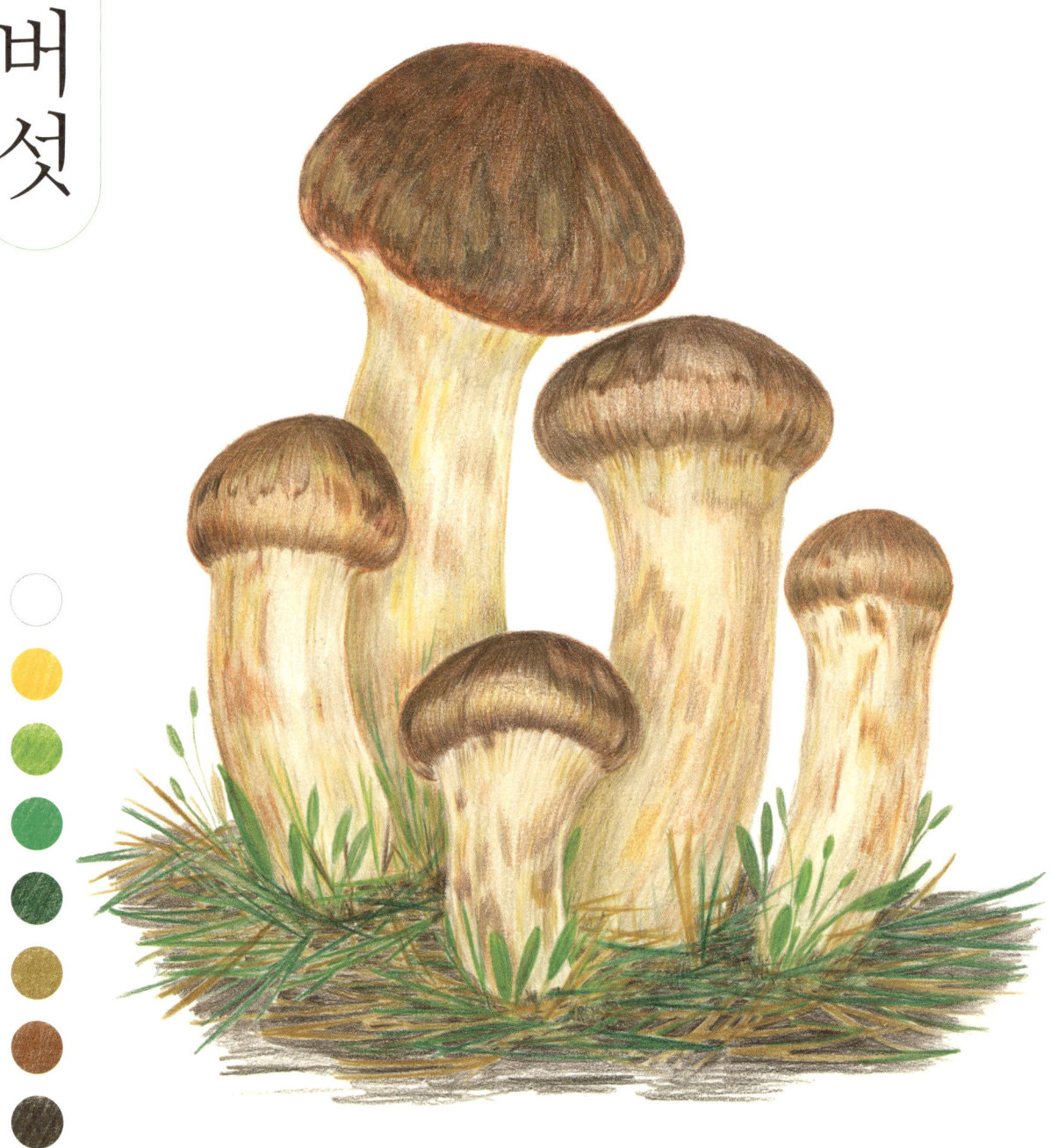

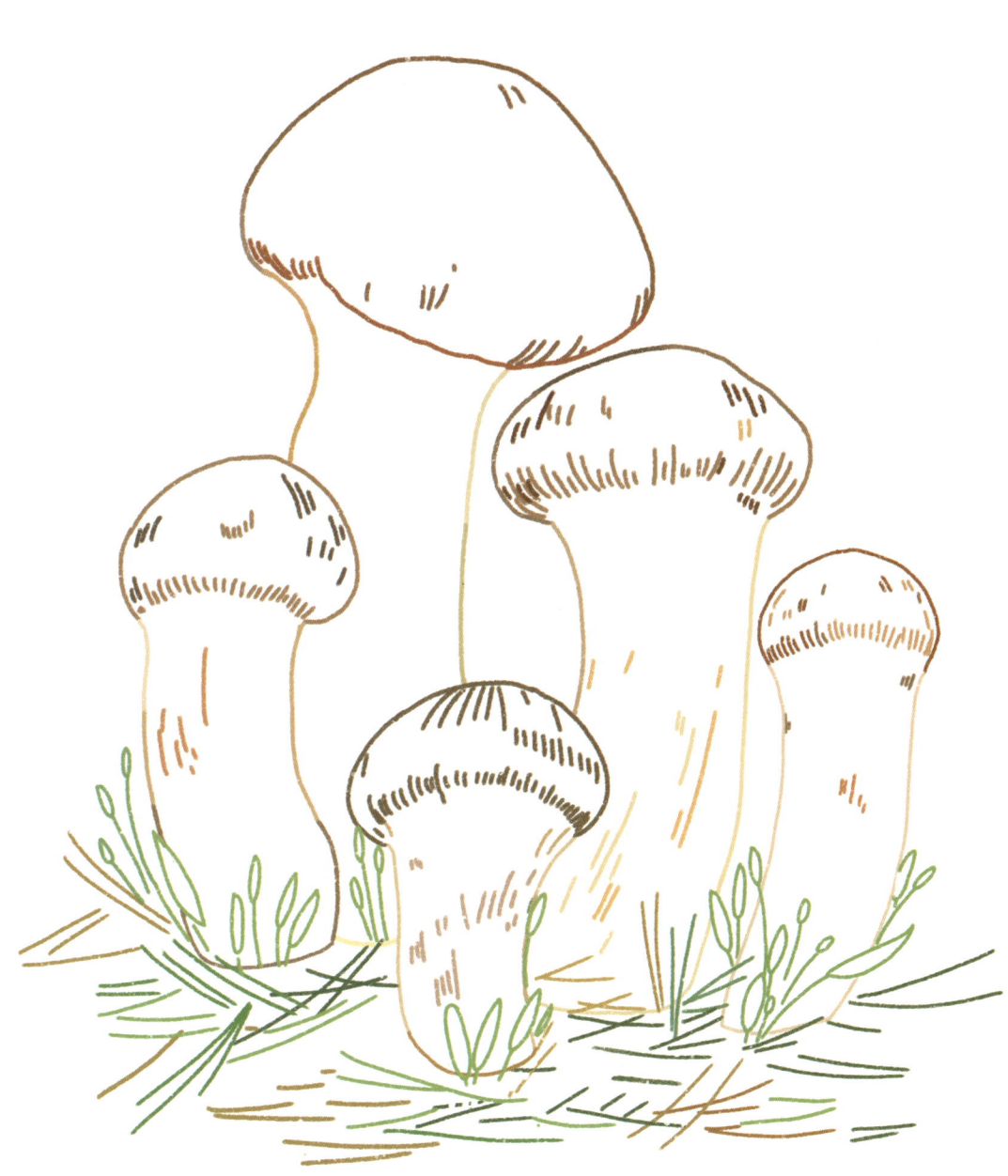

파

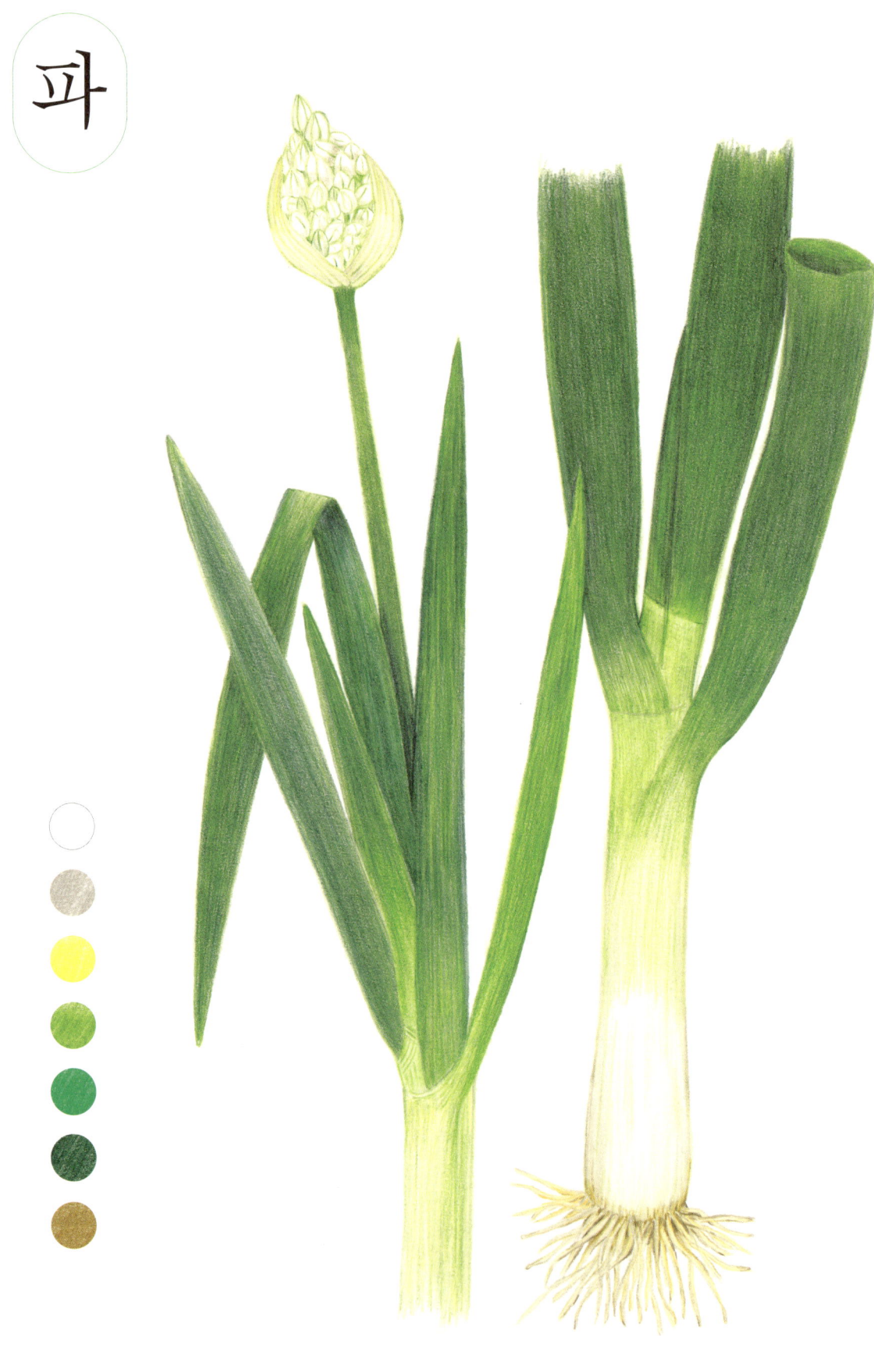

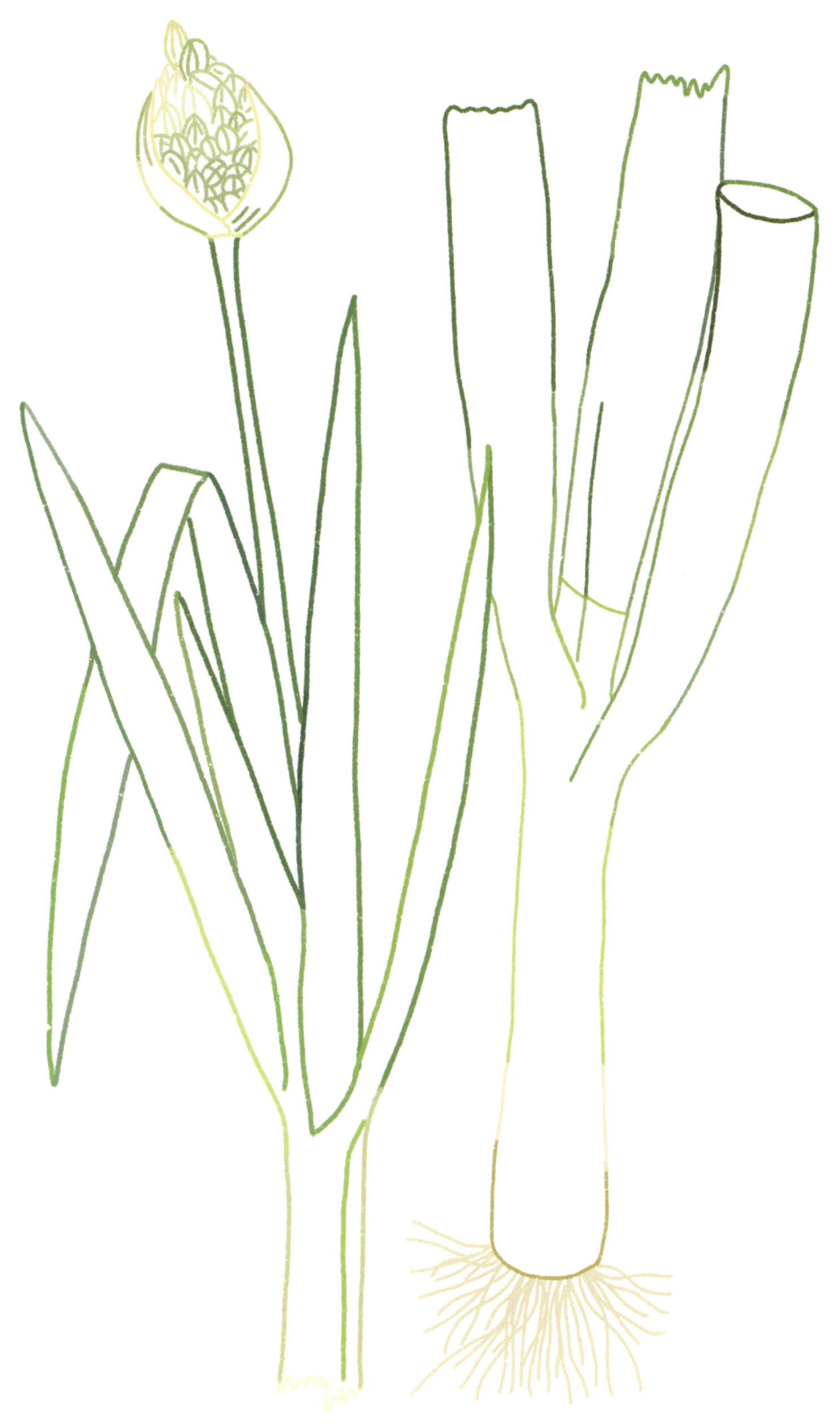

33

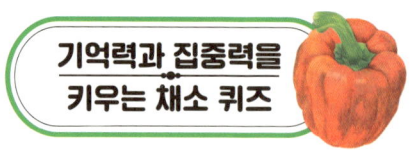

기억력과 집중력을 키우는 채소 퀴즈

그림을 보고 떠오르는 채소 이름을 적어보세요.
각각의 채소에서 어떤 맛이 나는지 이야기해보세요. **예** 쓰다, 맵다 등

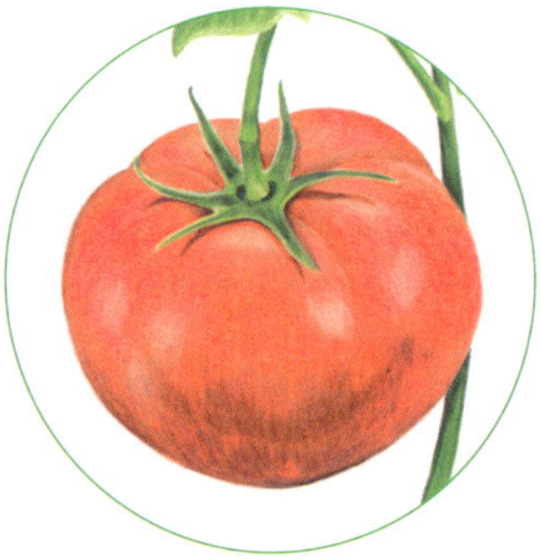

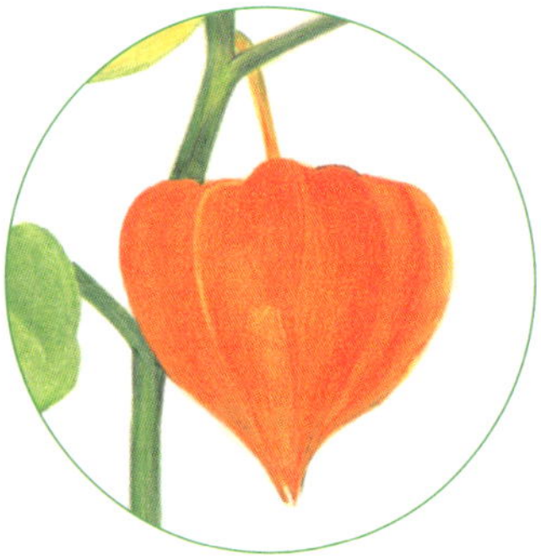

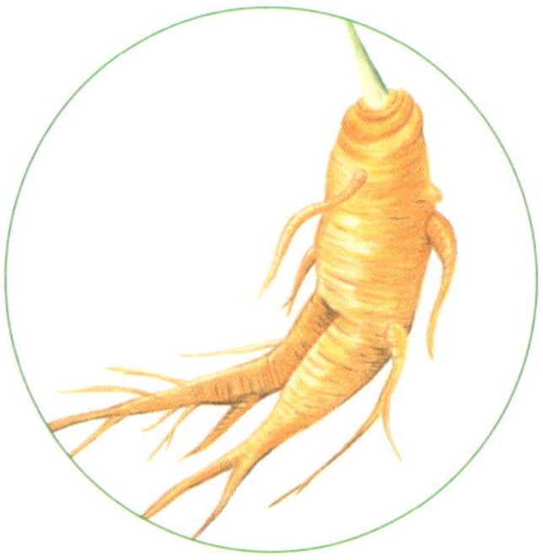

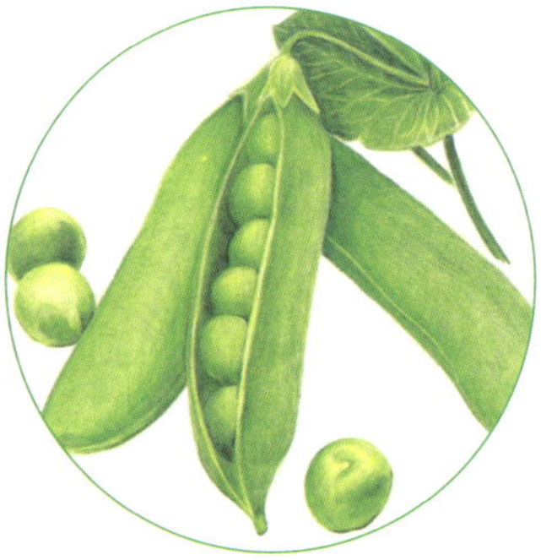

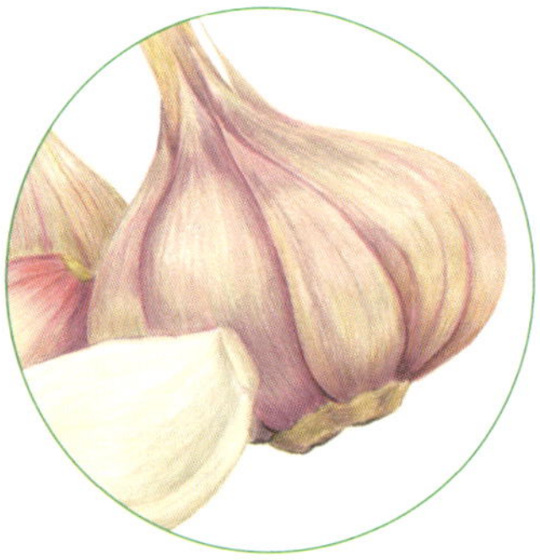

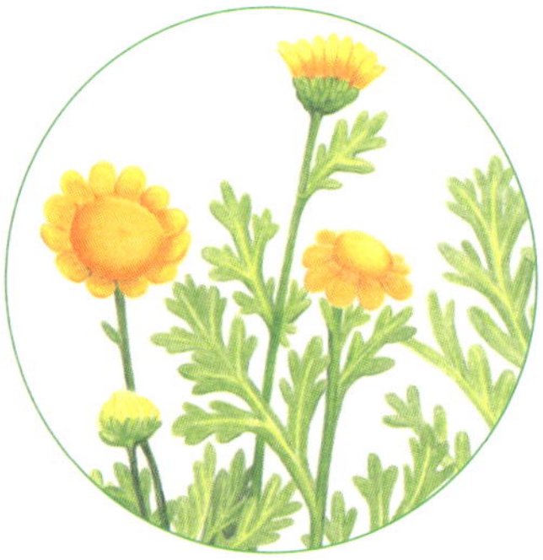

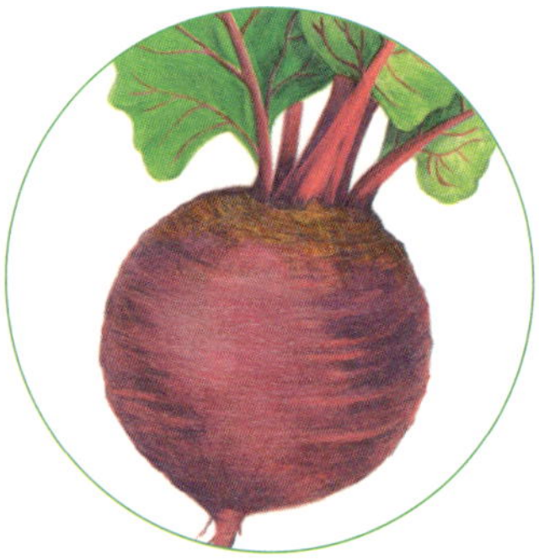

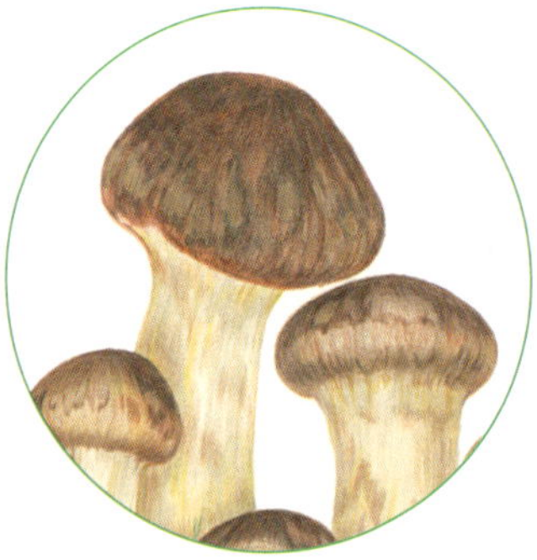

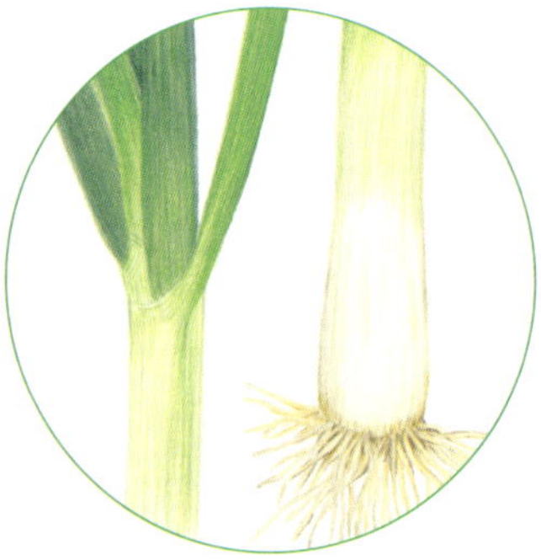

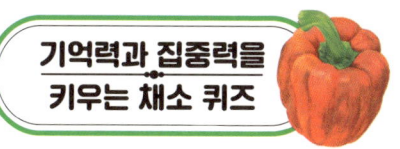

기억력과 집중력을 키우는 채소 퀴즈

채소의 열매와 잎, 채소에 피는 꽃을 찾아 연결해보세요.

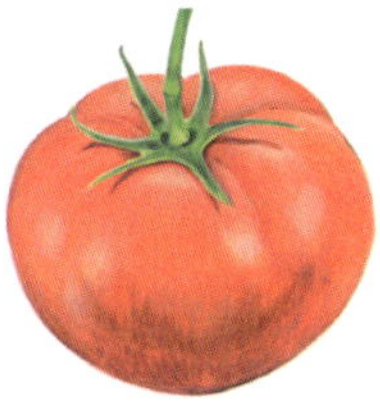

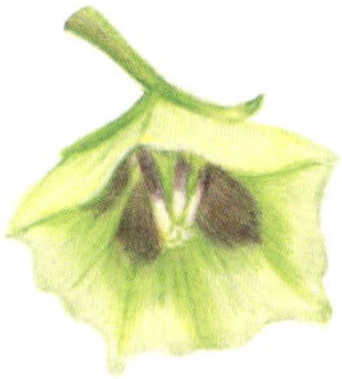

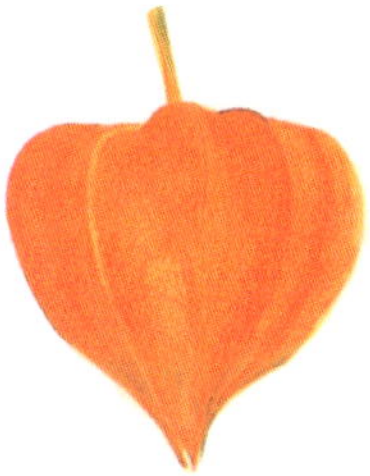

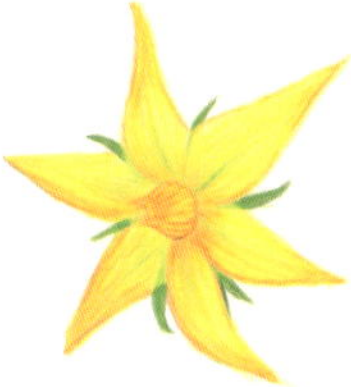

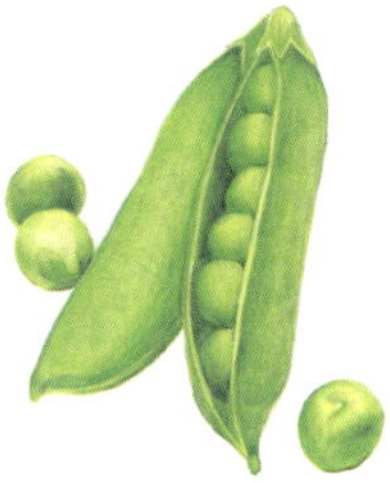

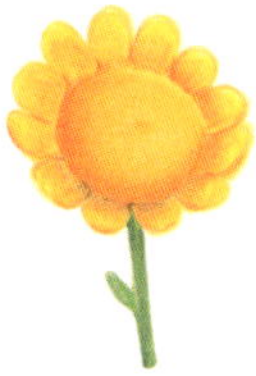

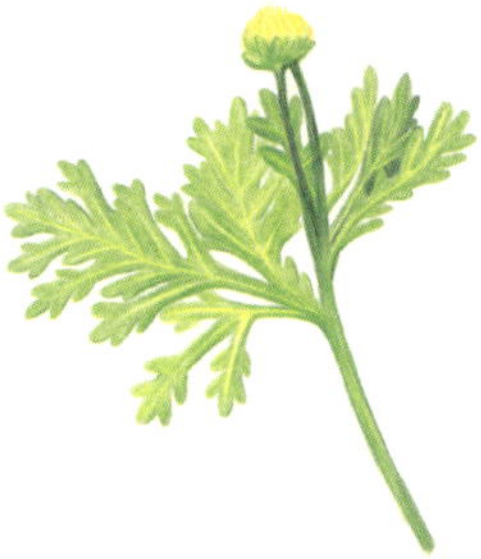

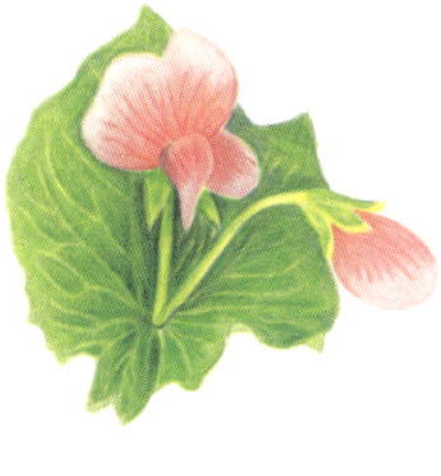

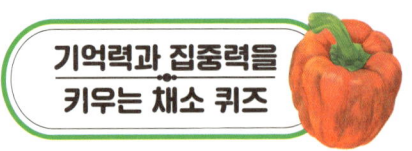

기억력과 집중력을 키우는 채소 퀴즈

토마토 모양의 미로 속을 지나 면역력을 향상시키는 마늘을 찾아가 보세요.

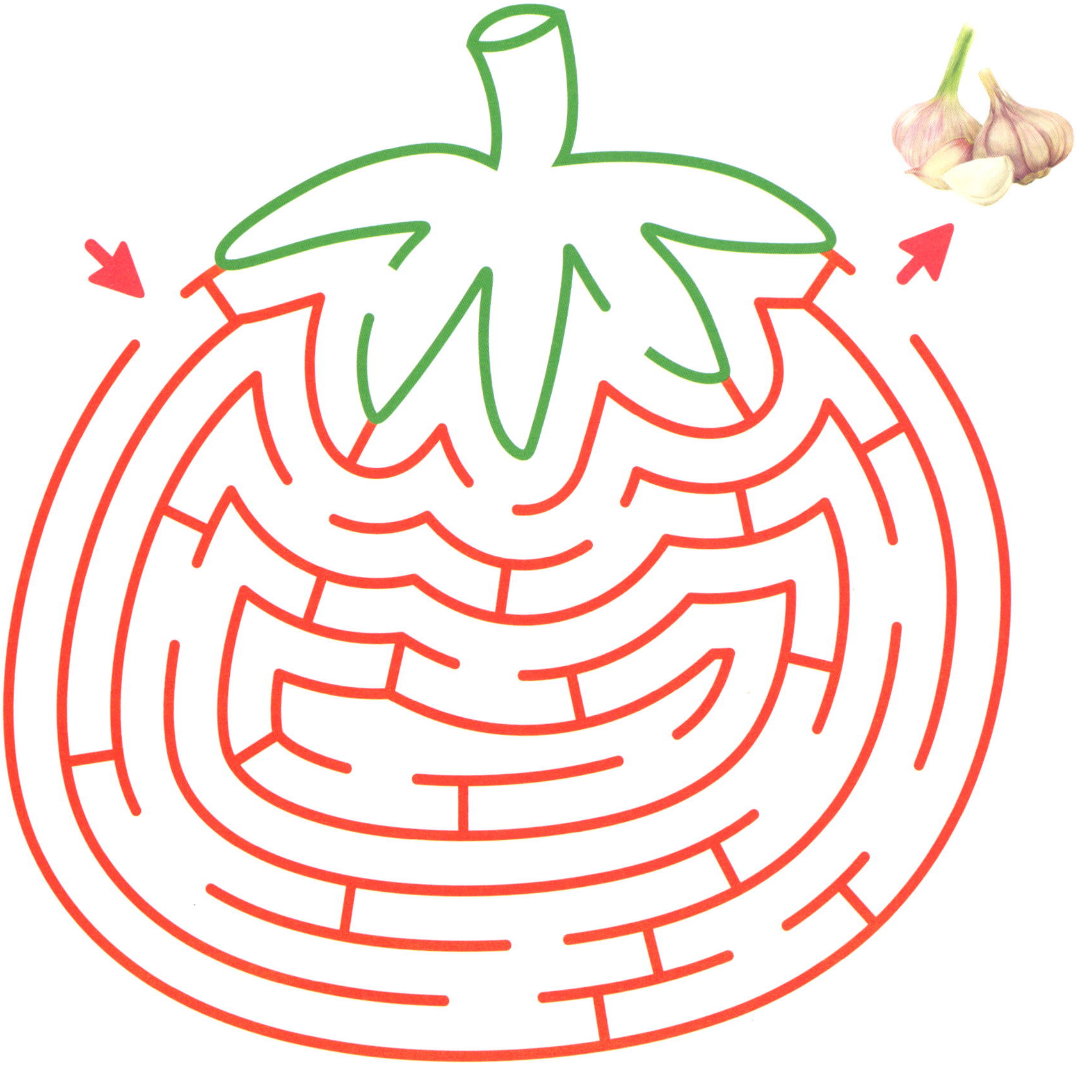

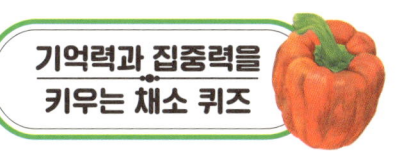

텃밭에 꽃과 채소들이 무럭무럭 자라고 있어요.
텃밭에서 토마토 8개와 당근 7개를 찾아보세요!

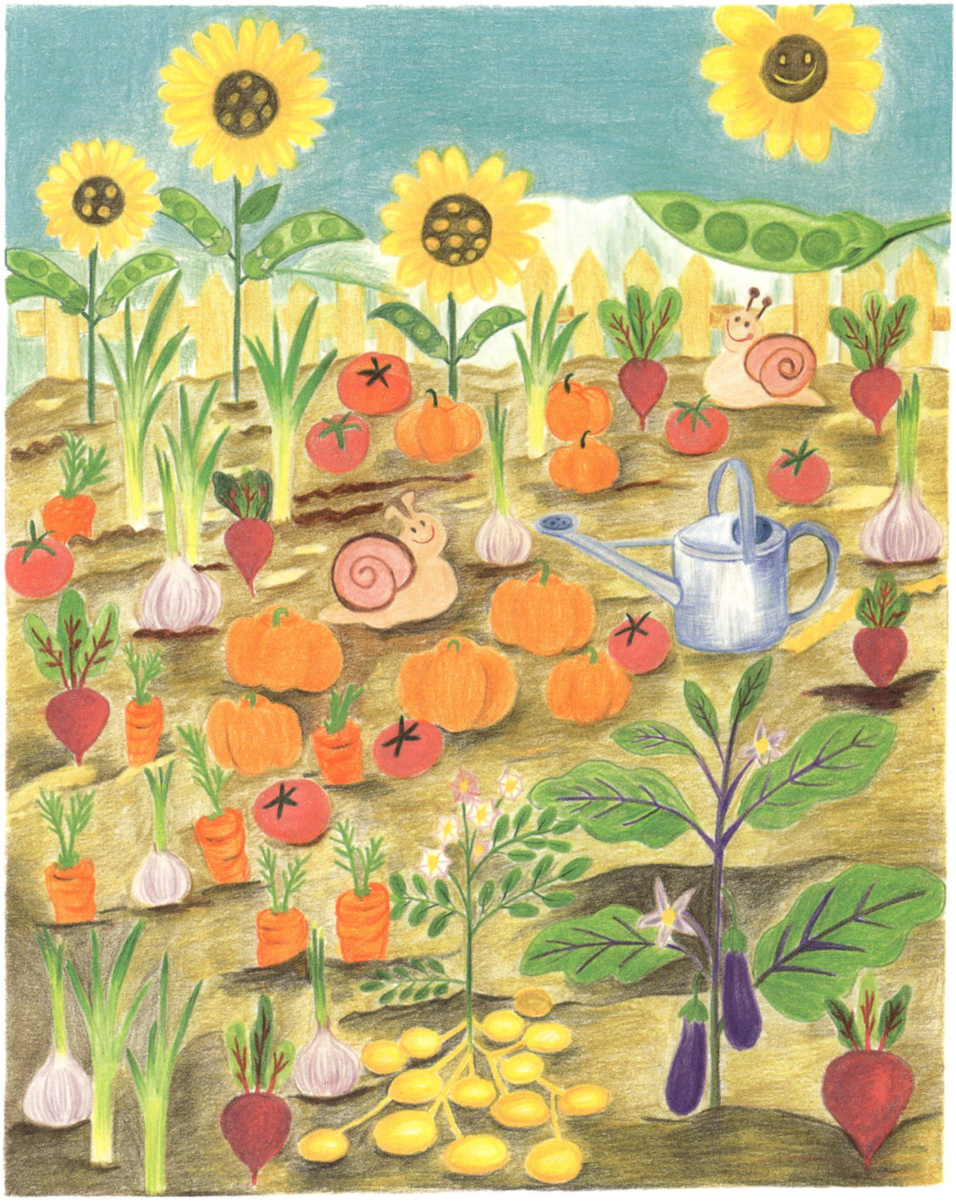

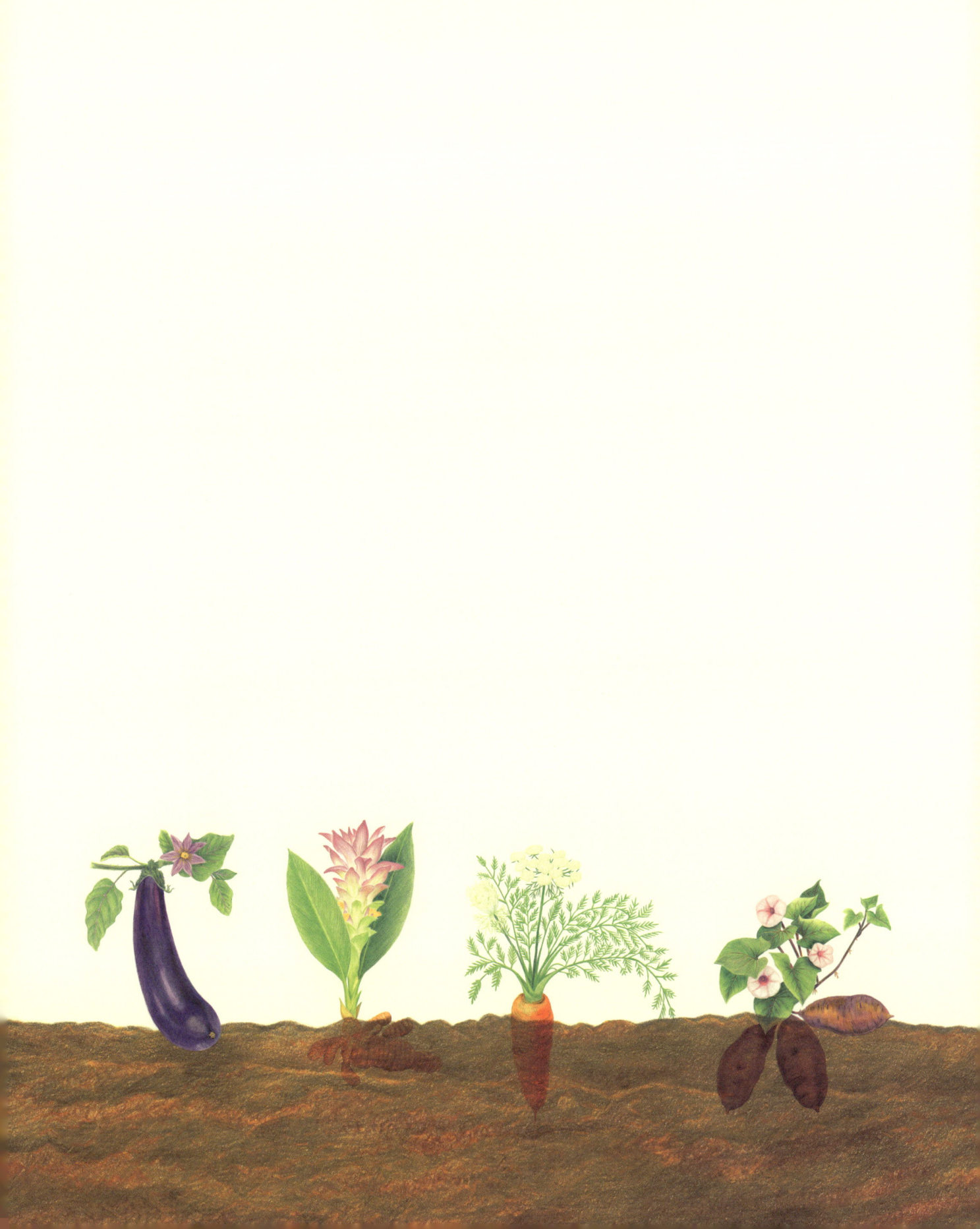

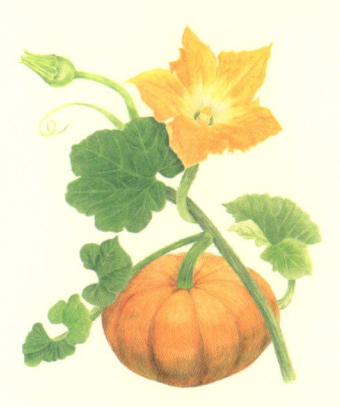

씨앗 속에는 사계절 내내 모아둔
에너지가 숨어 있어요.
그 씨앗에서 싹튼 채소는
흙을 뚫고 땅 위로 솟아오르는
힘을 갖고 있습니다.

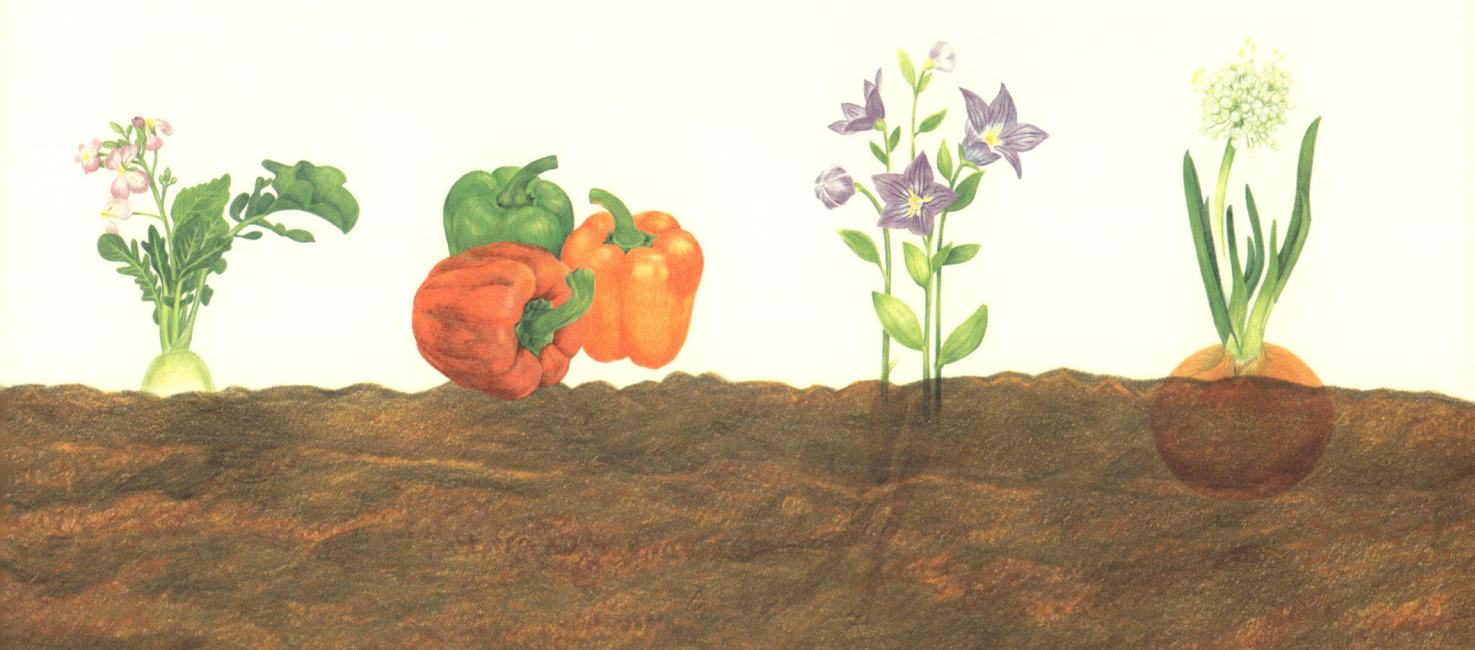

파프리카

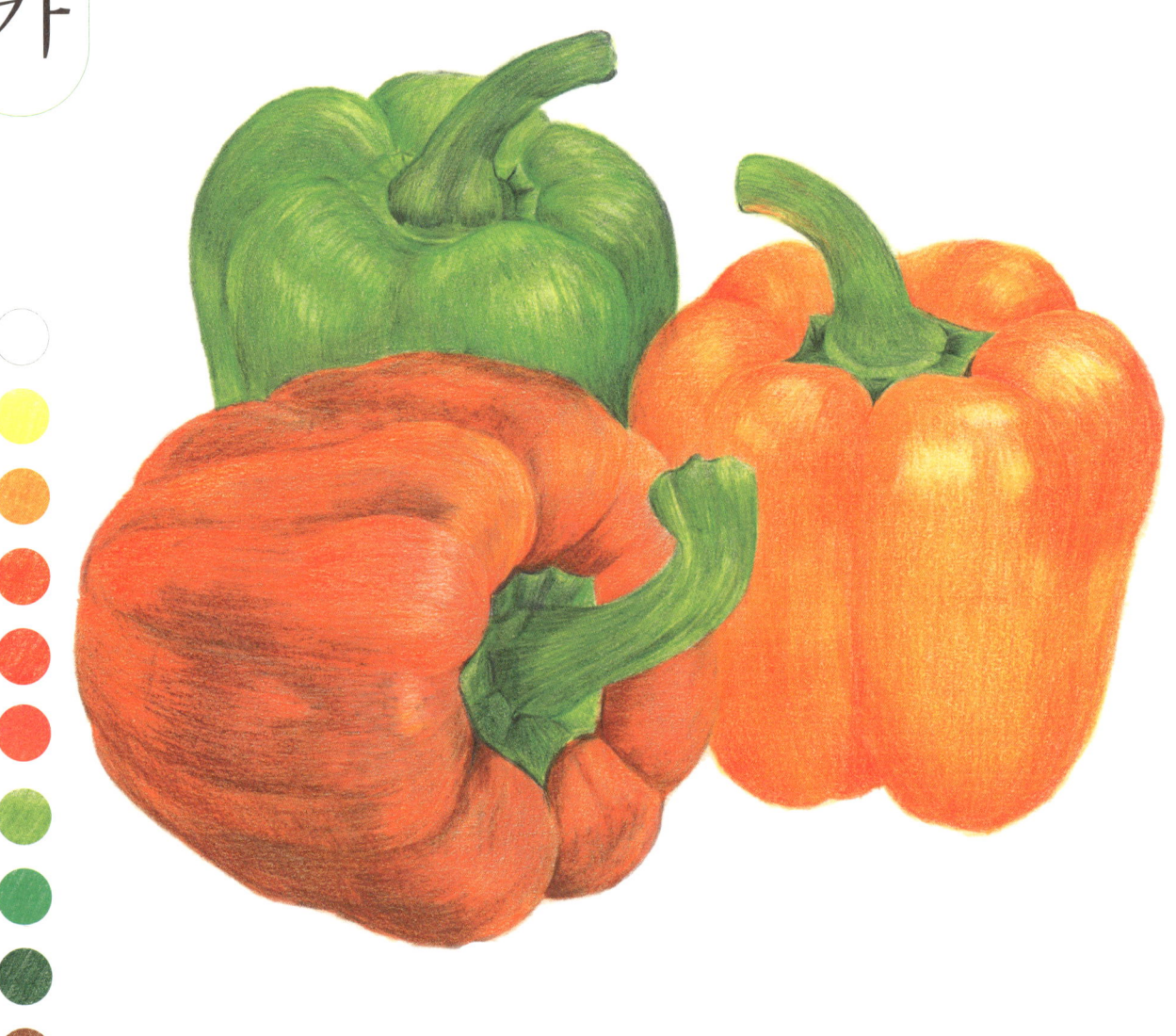

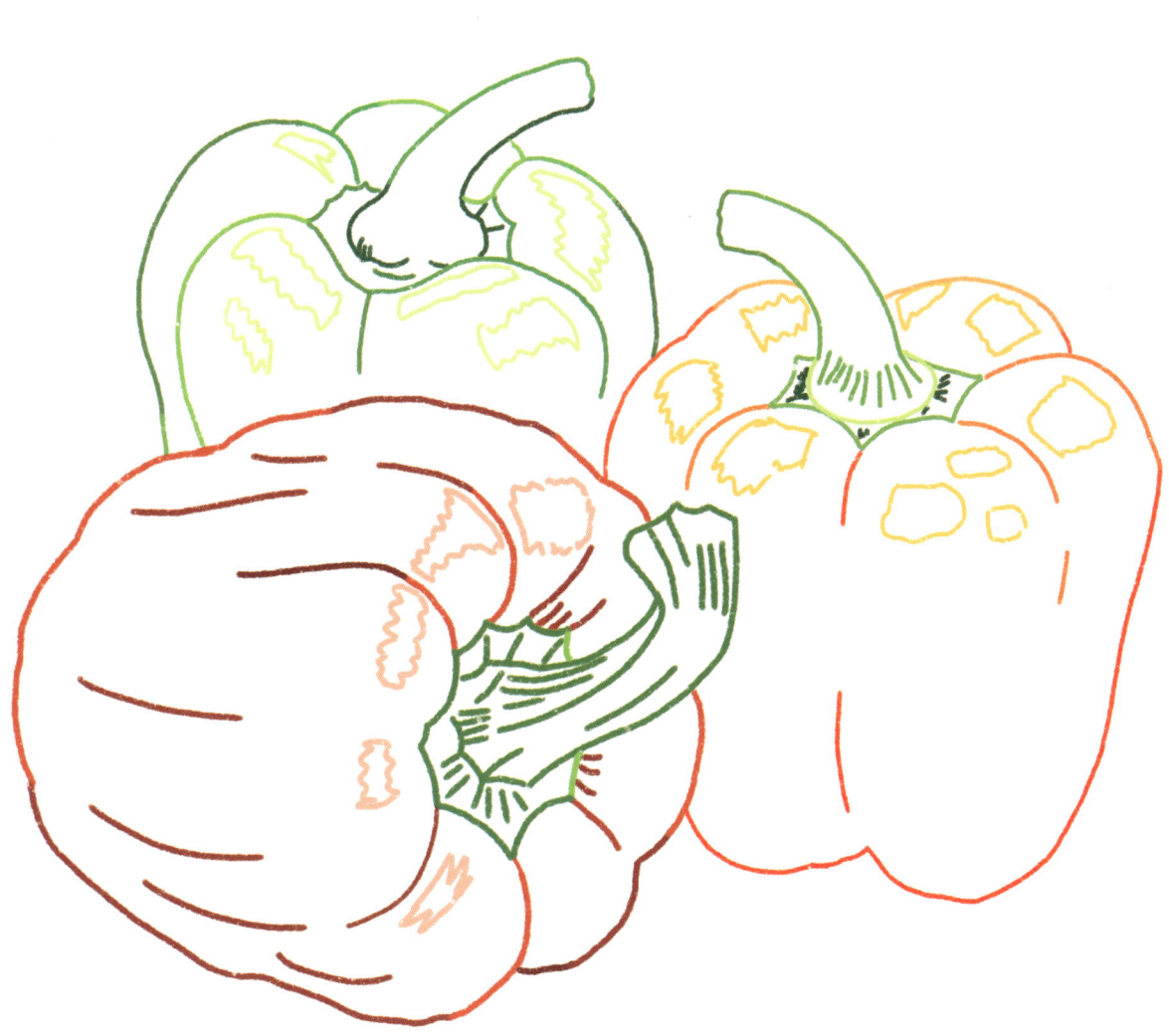

가지

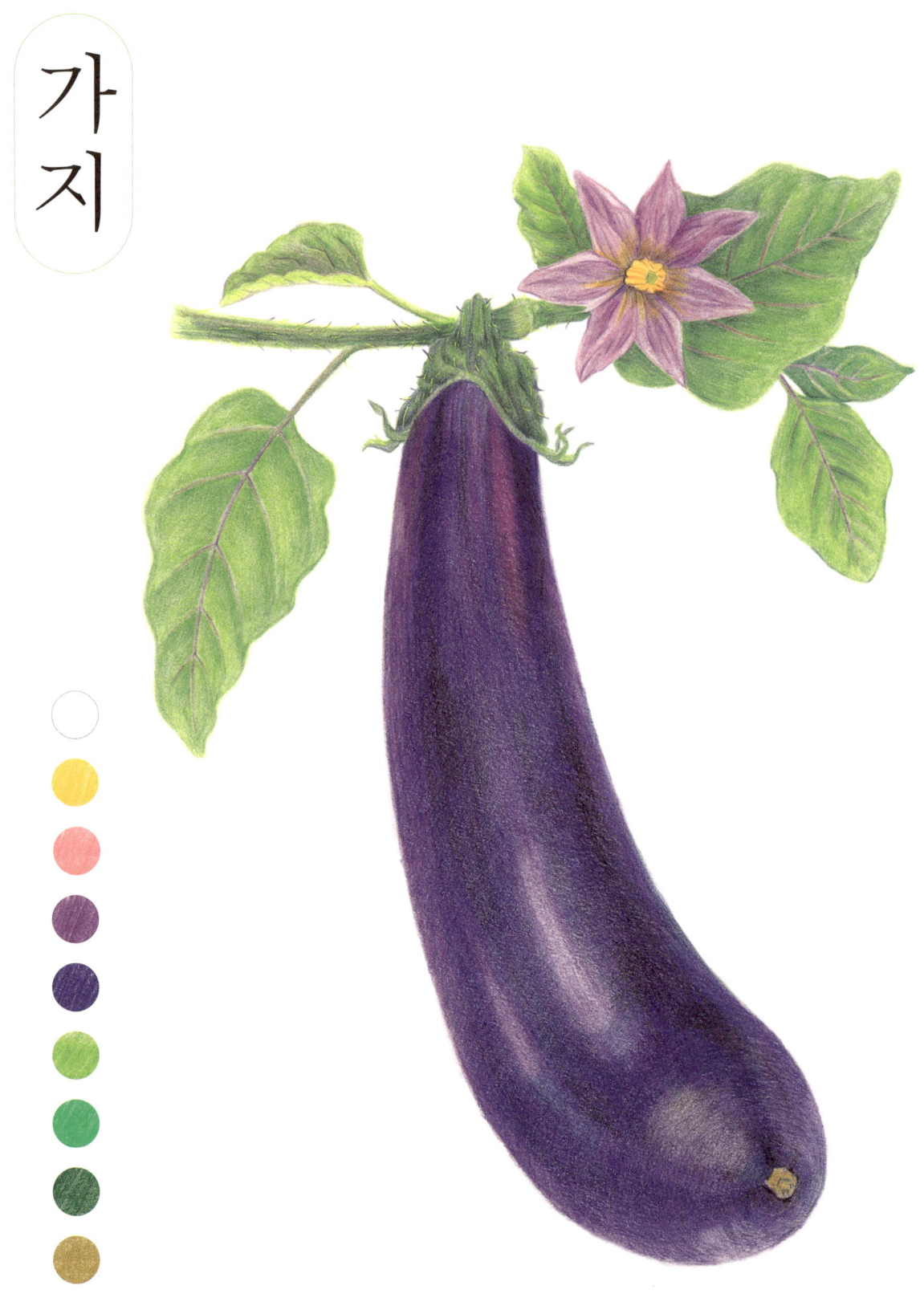

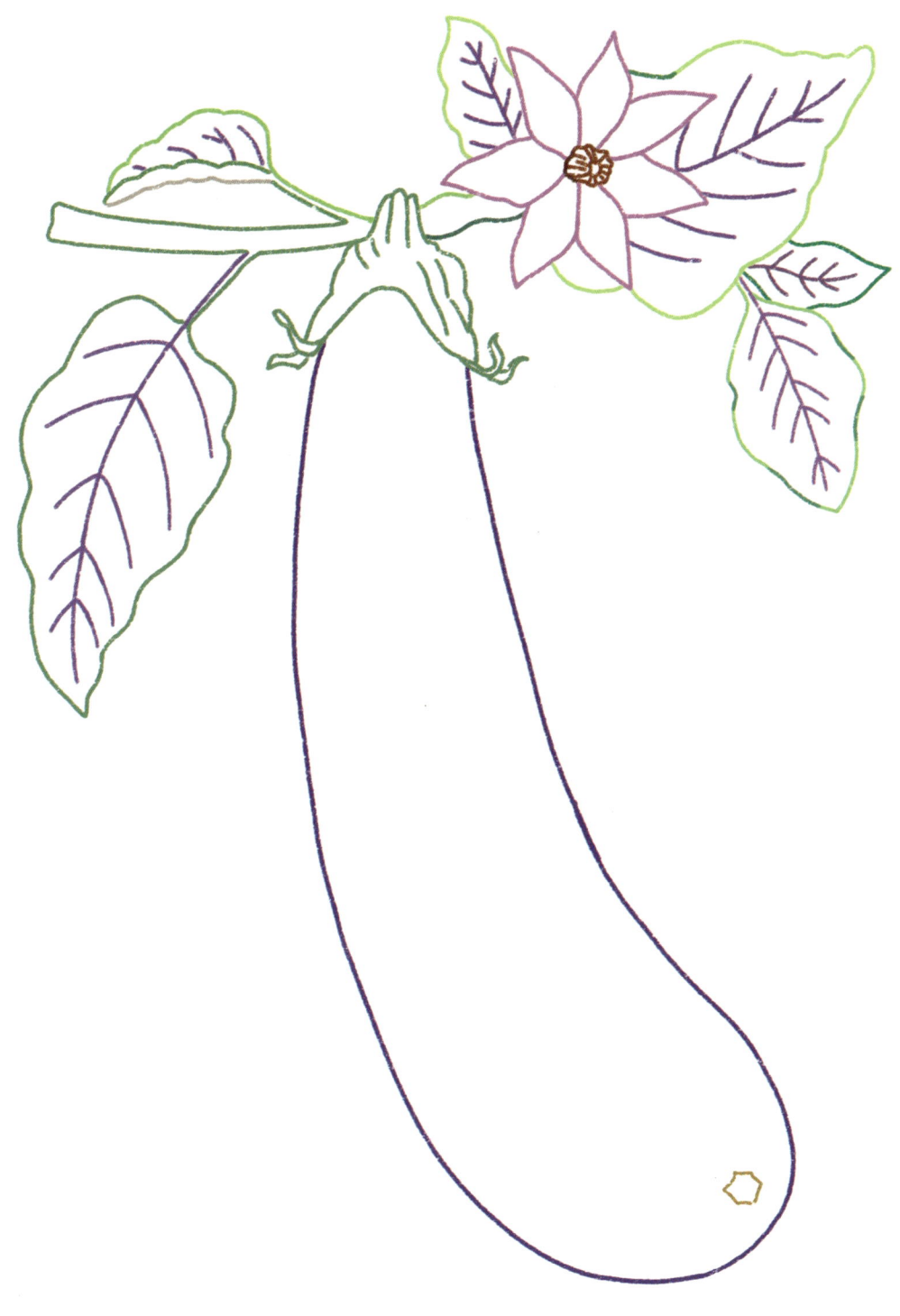

강황

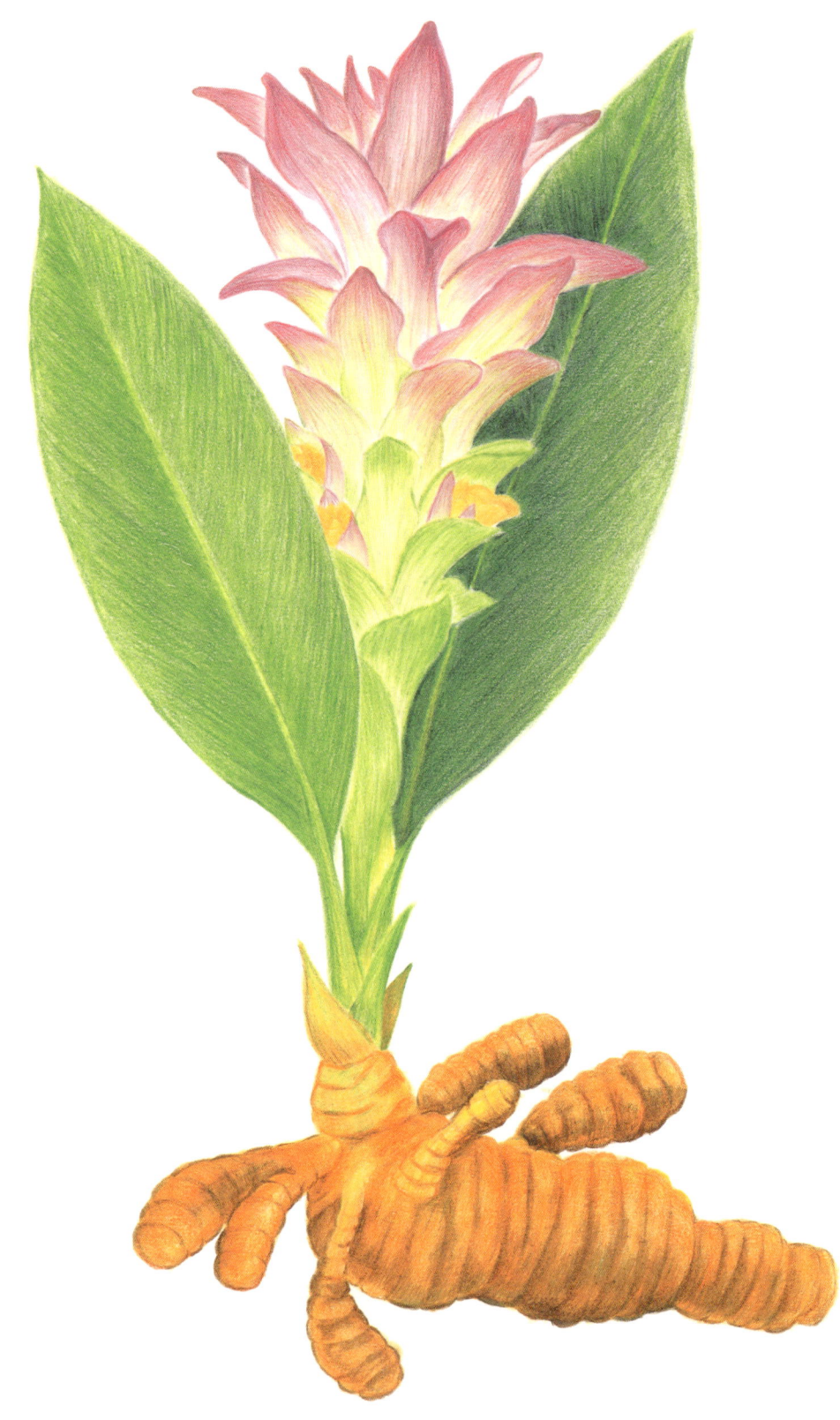

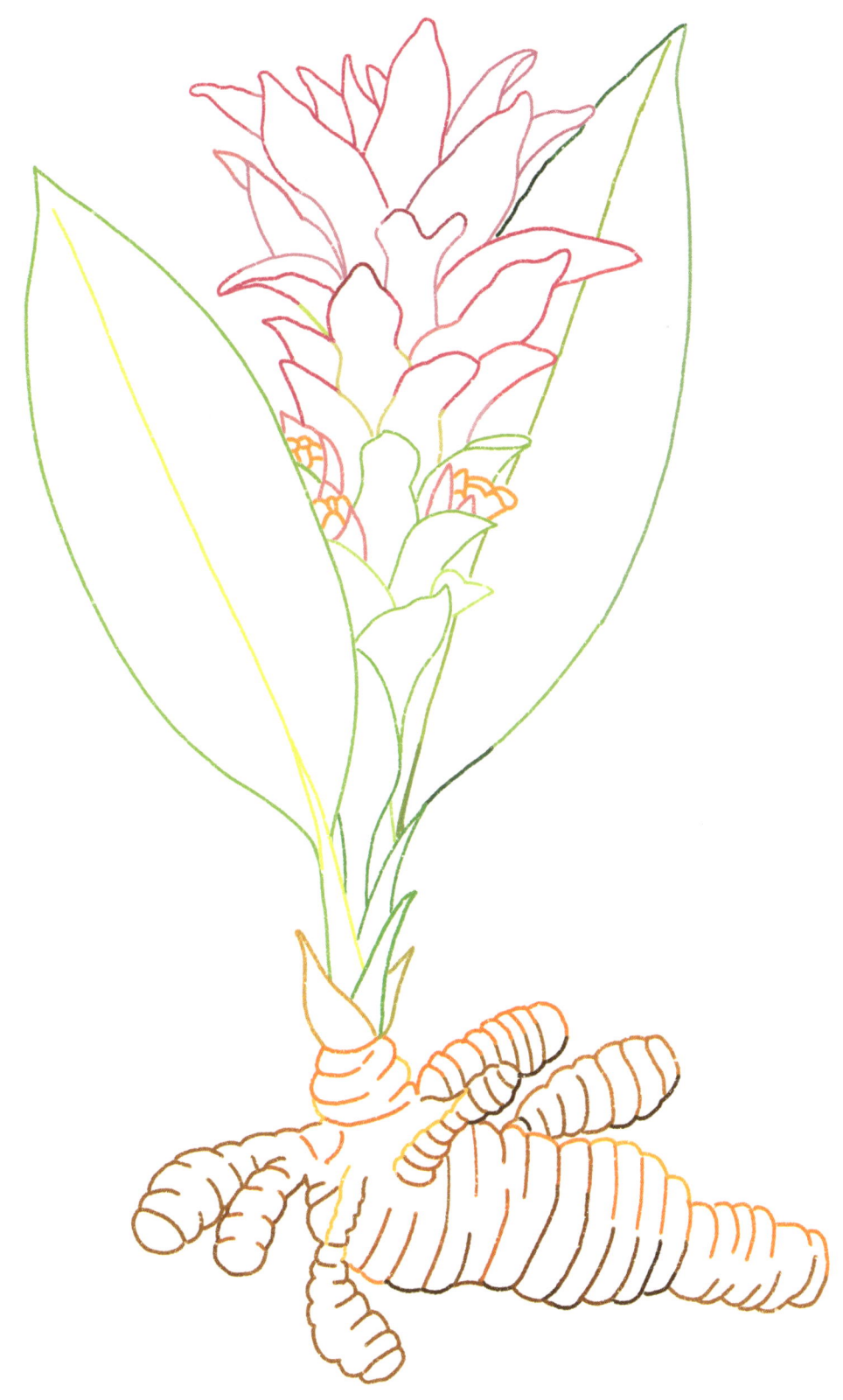

당근

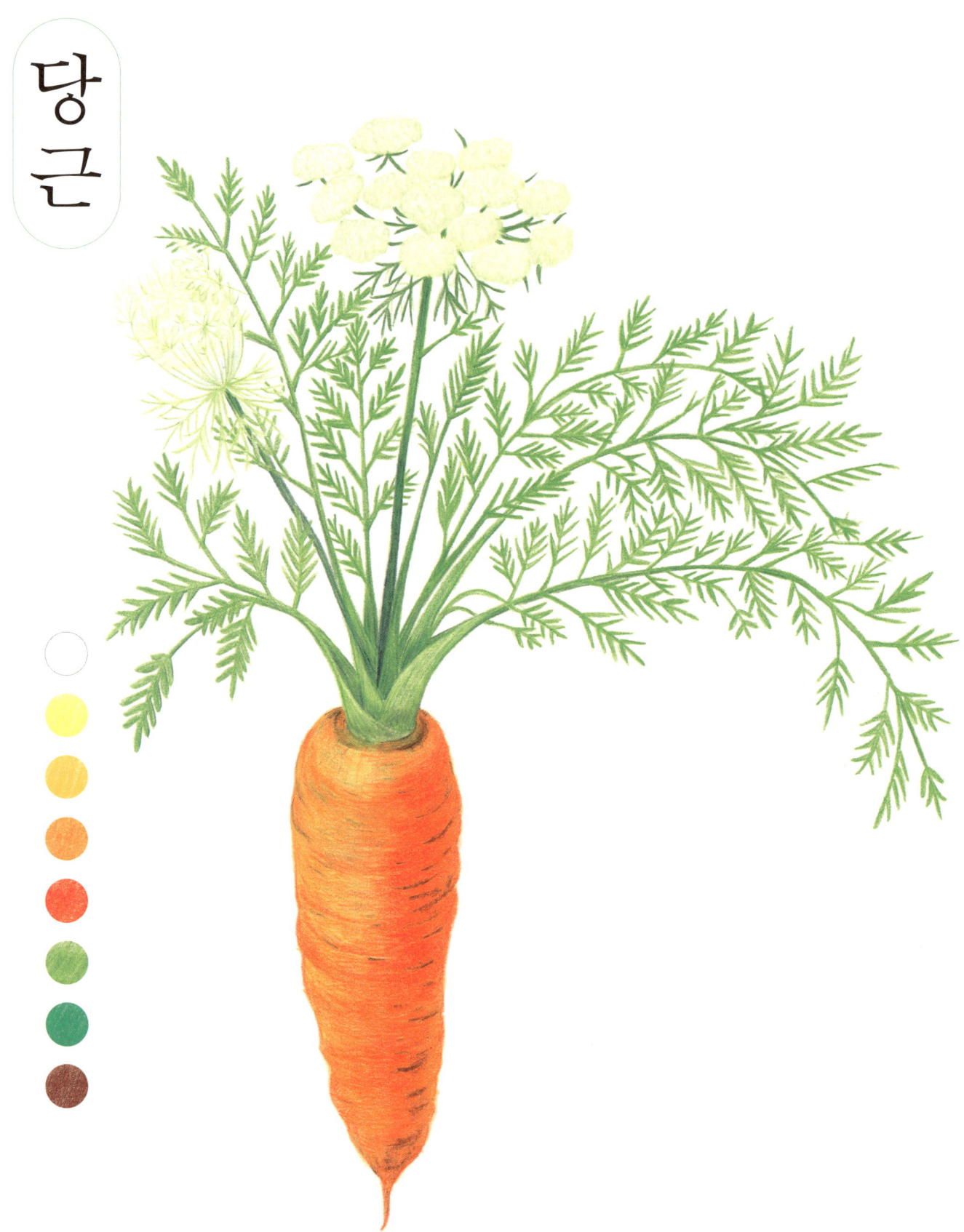

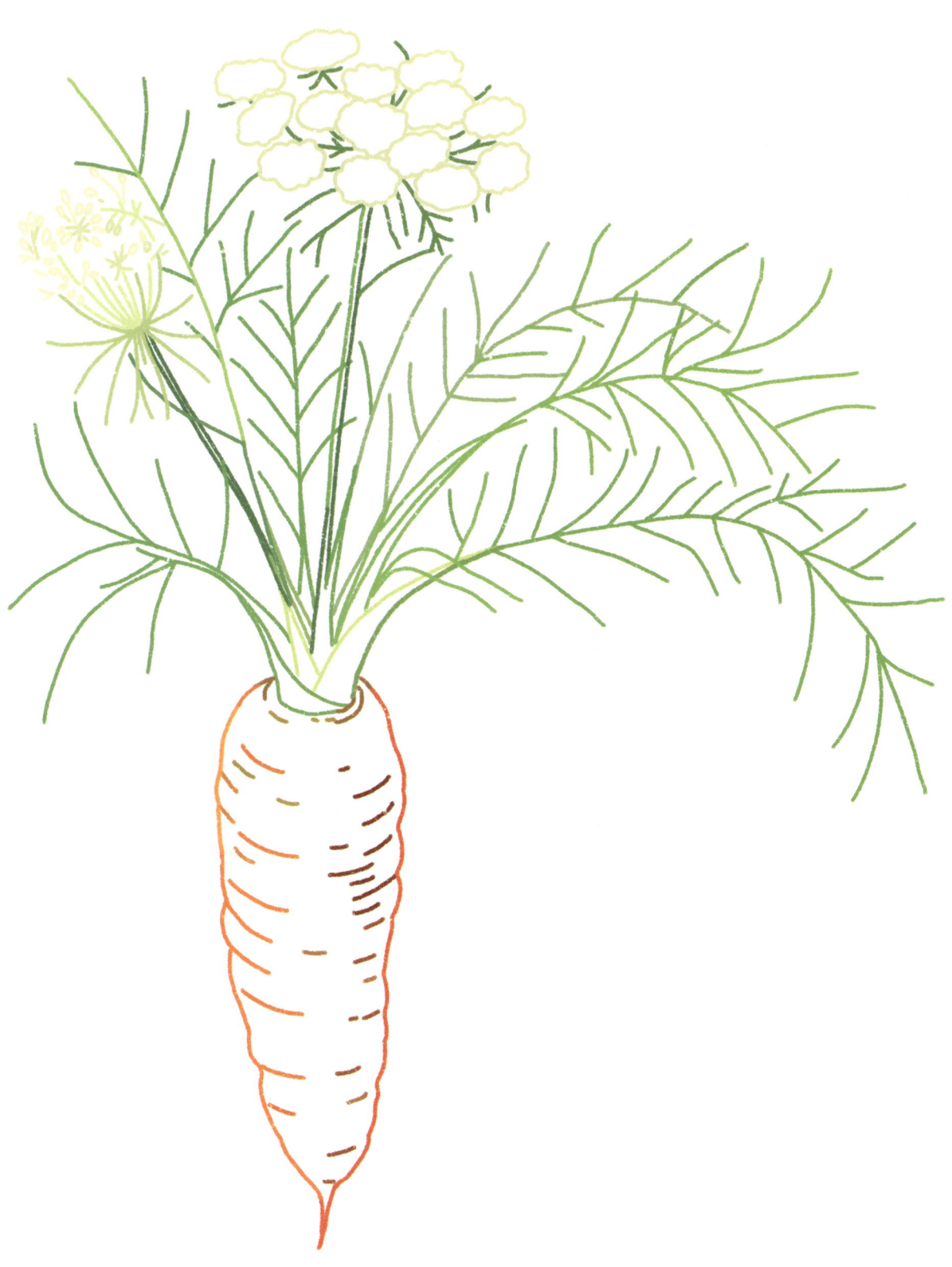

고구마

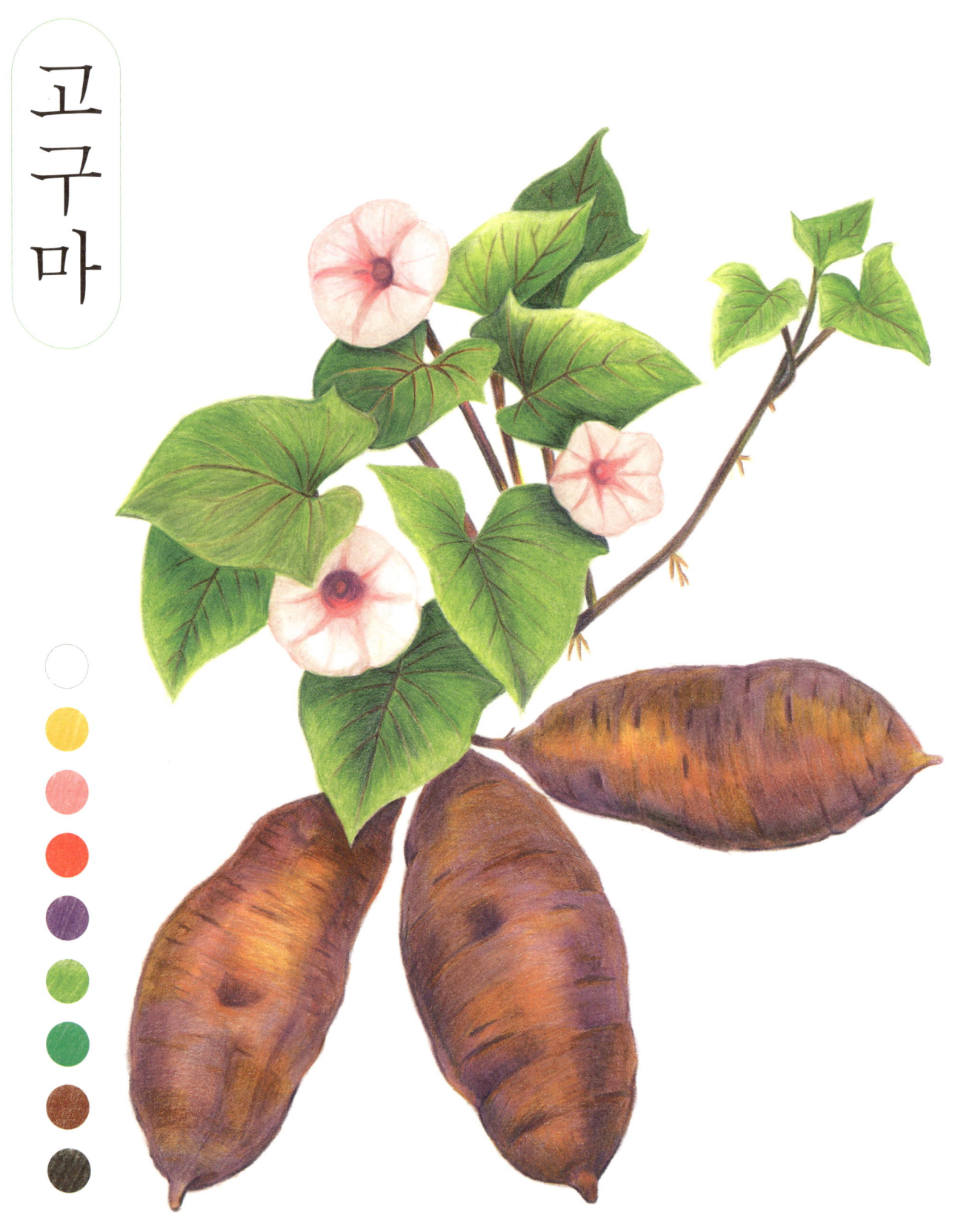

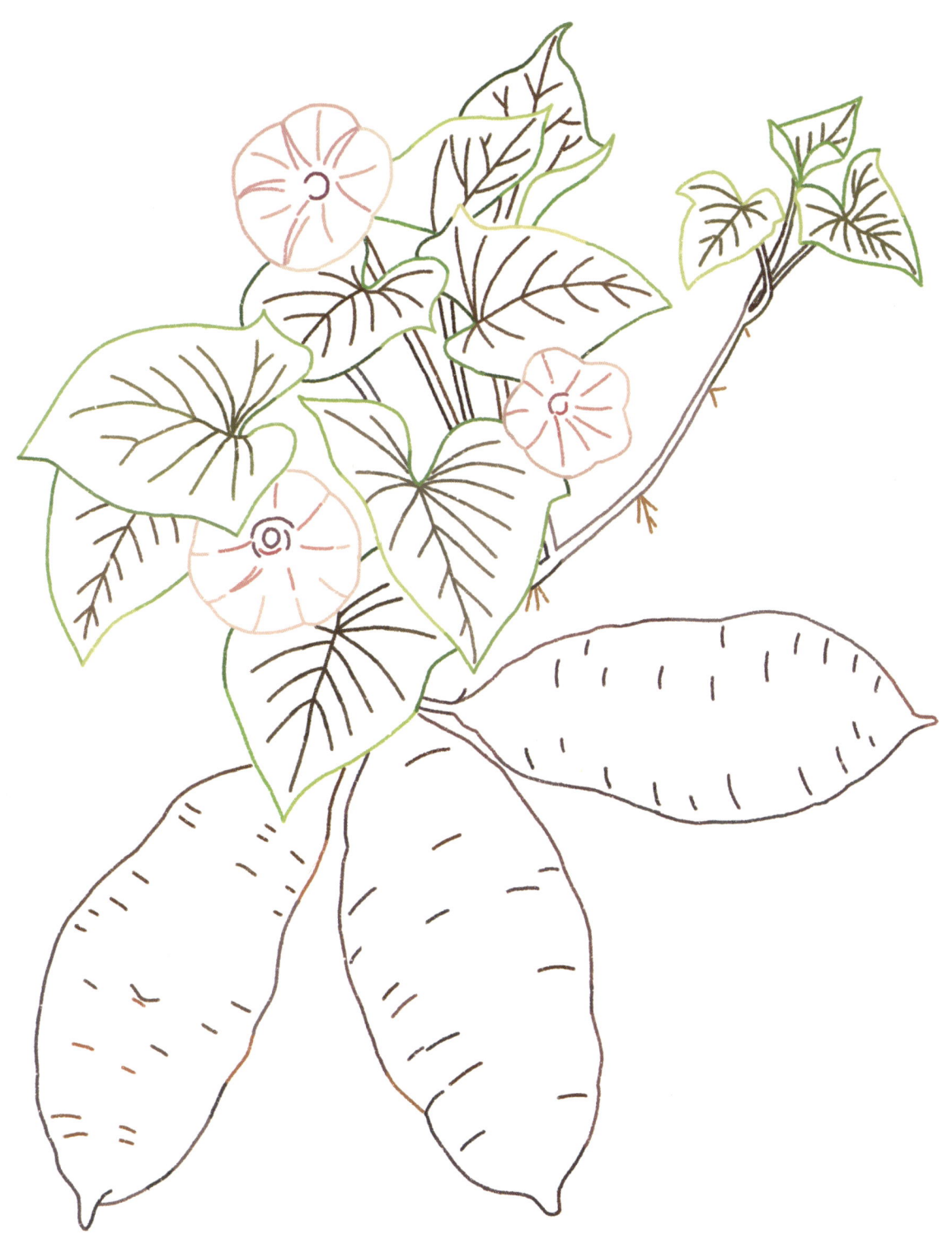

무

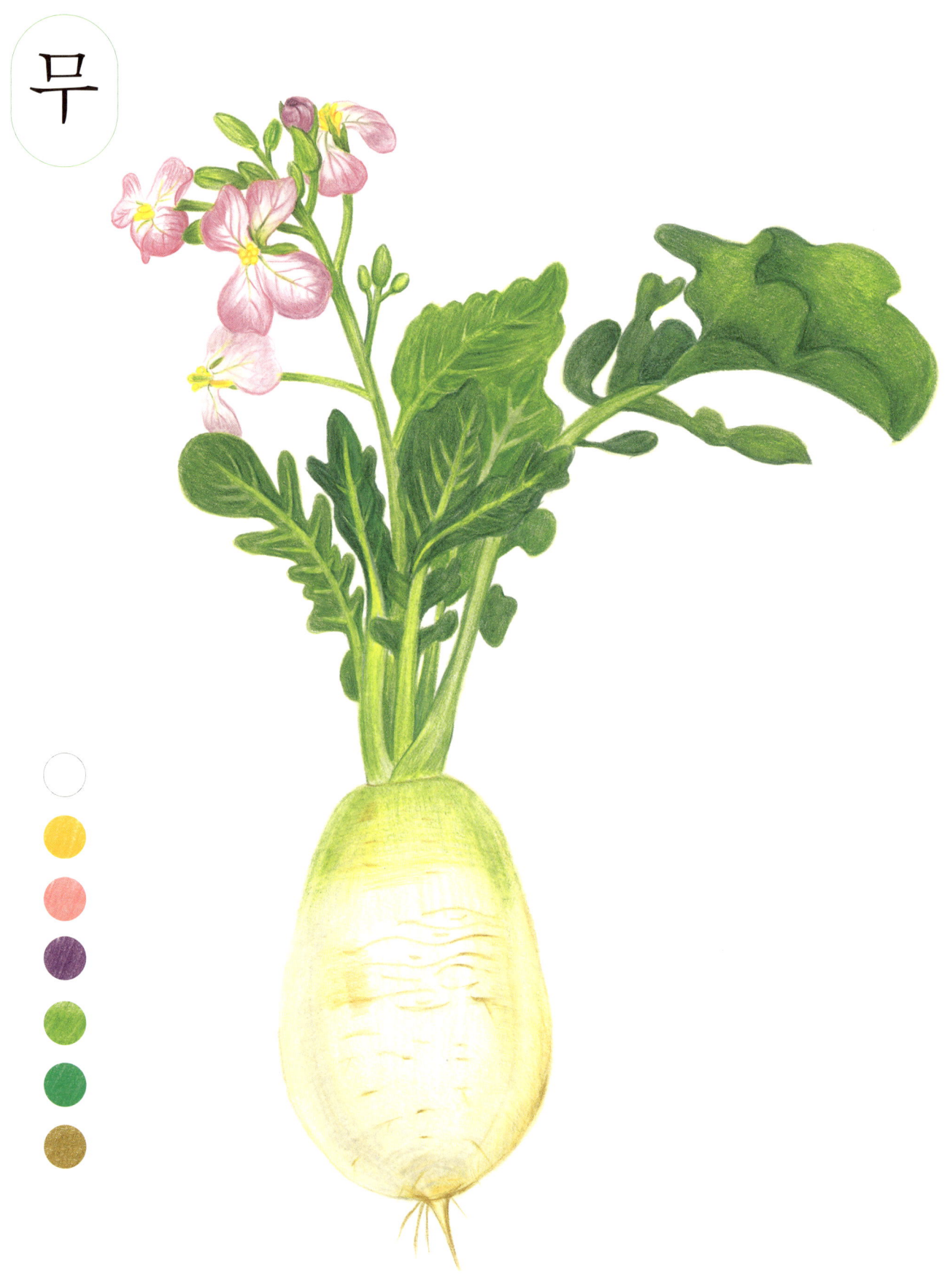

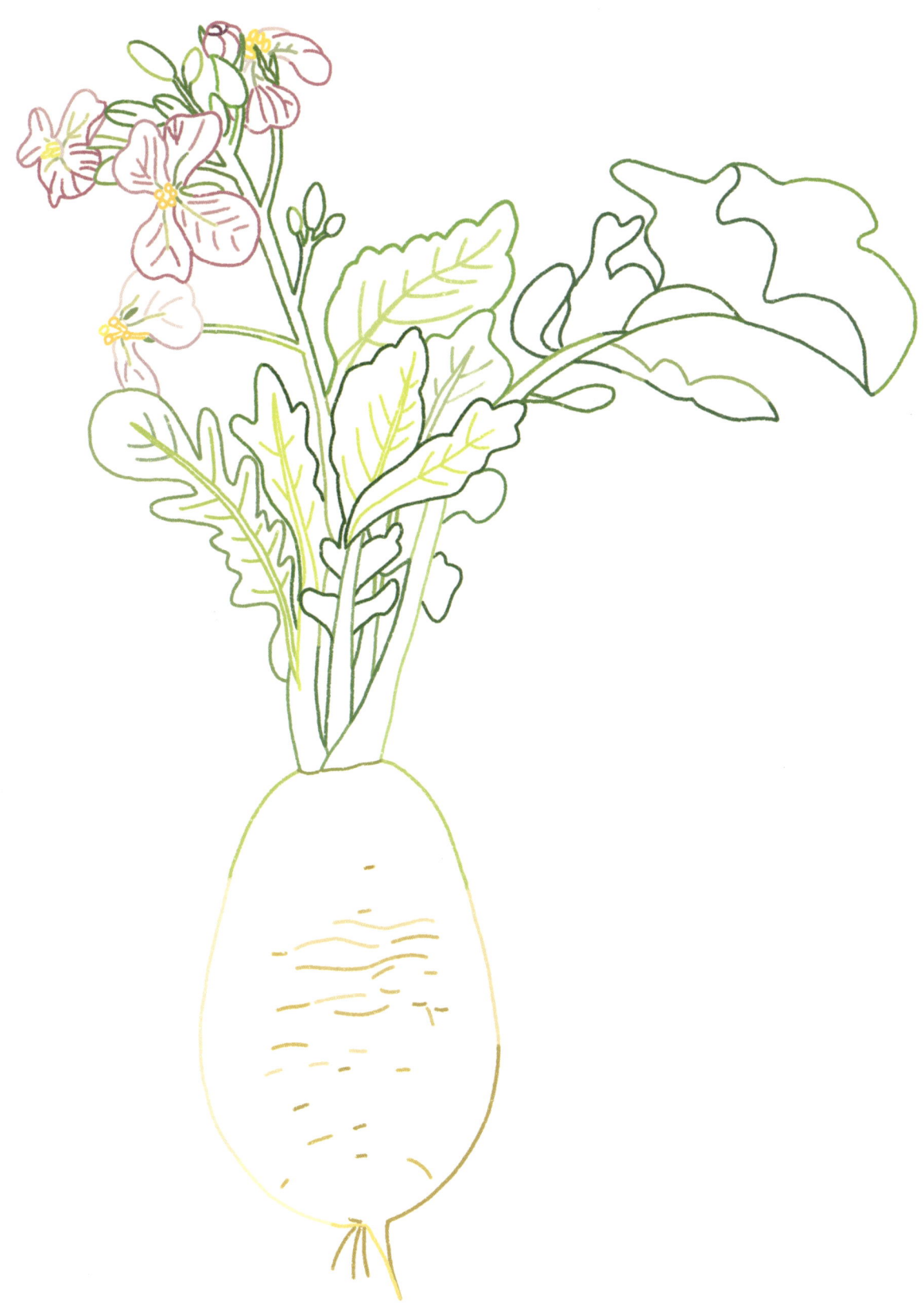

호박

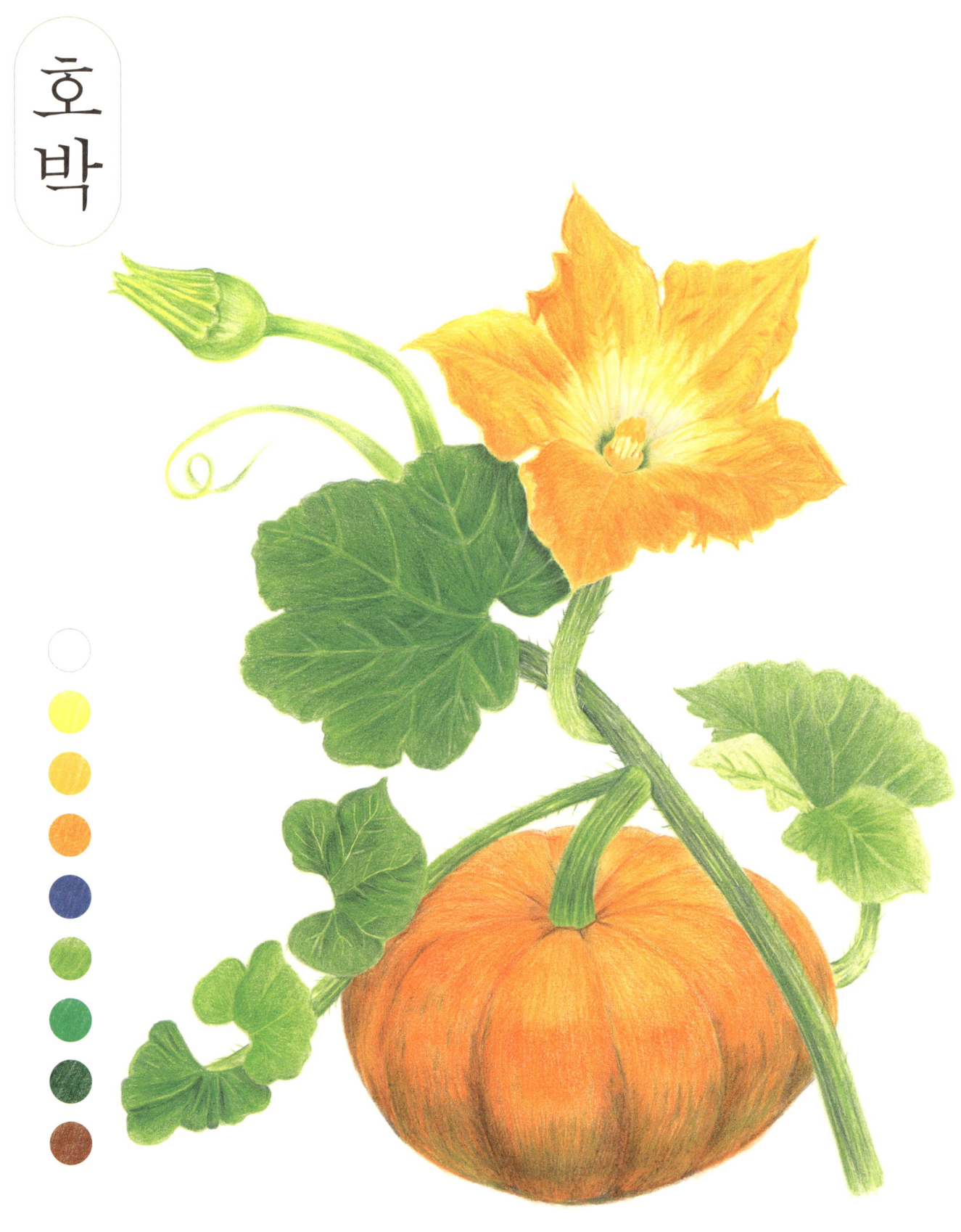

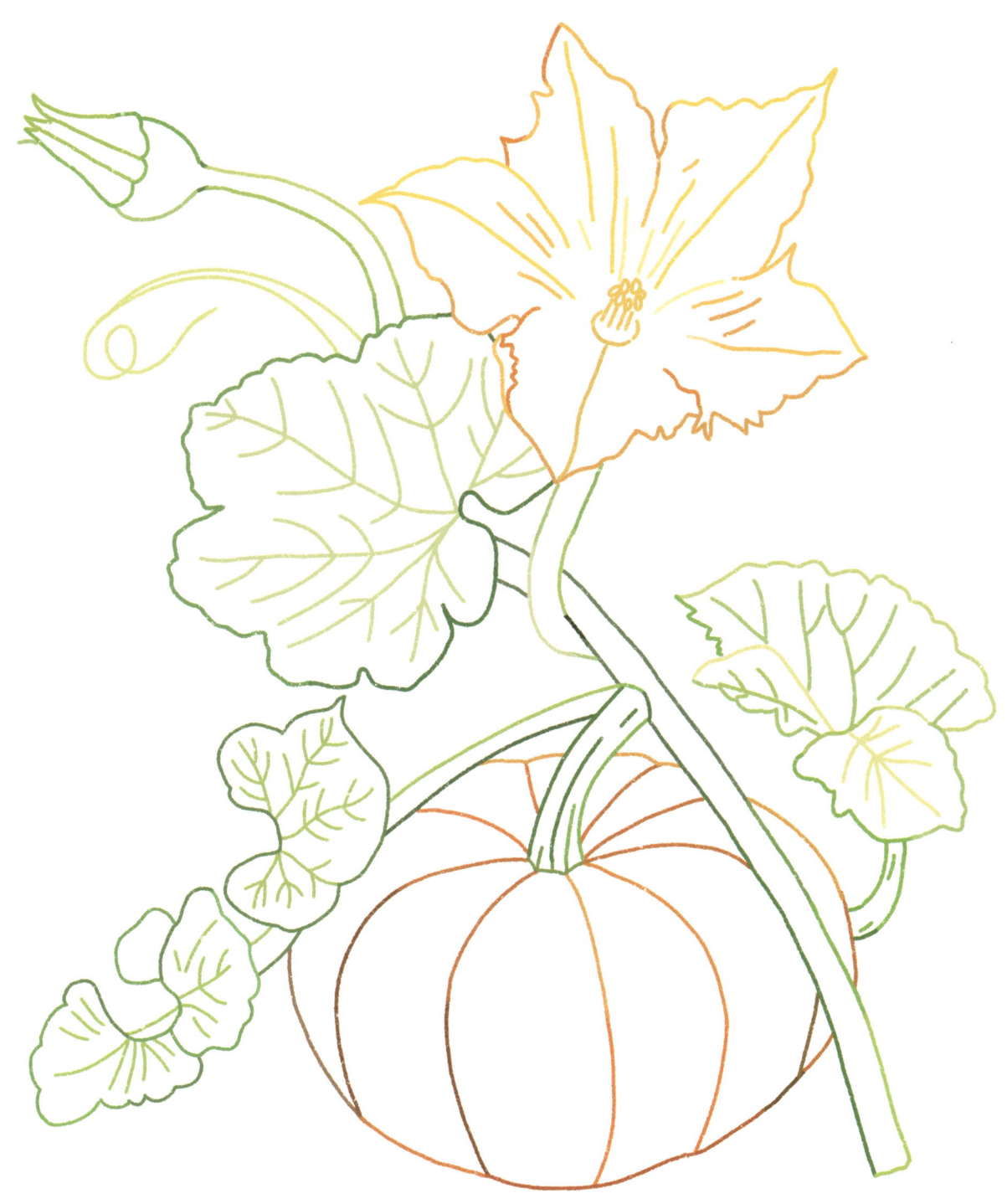

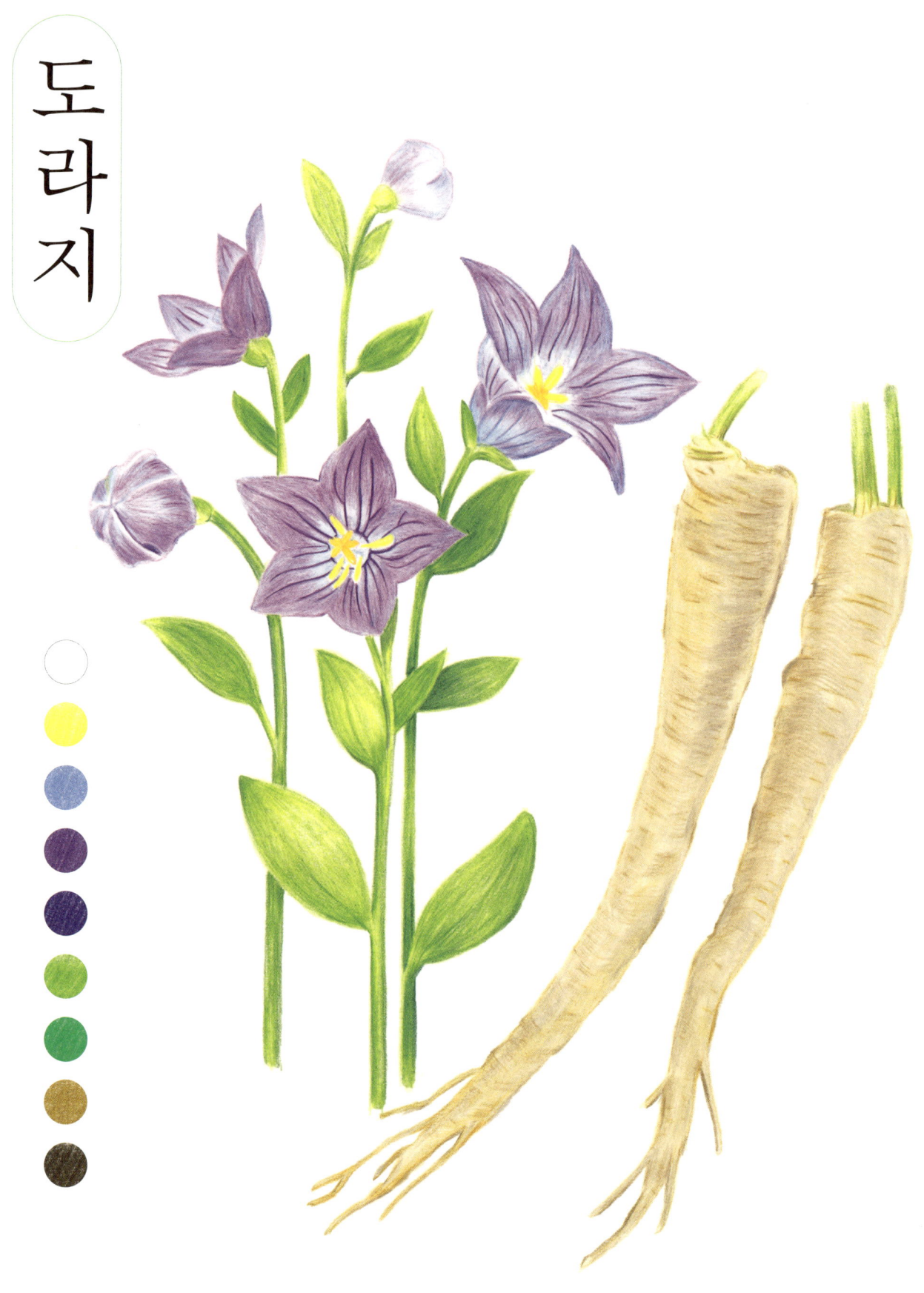

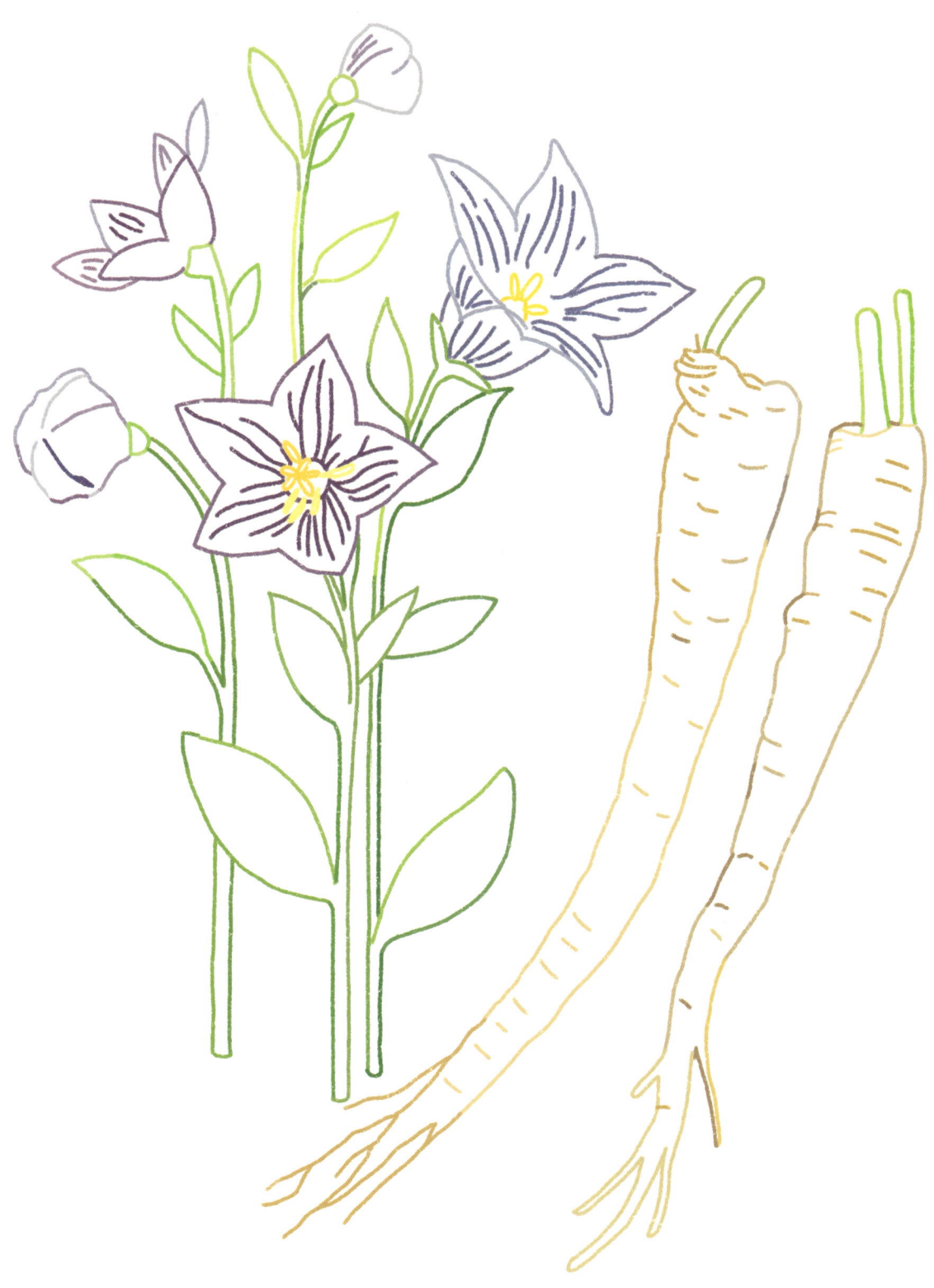

55

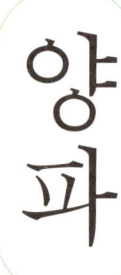

양파

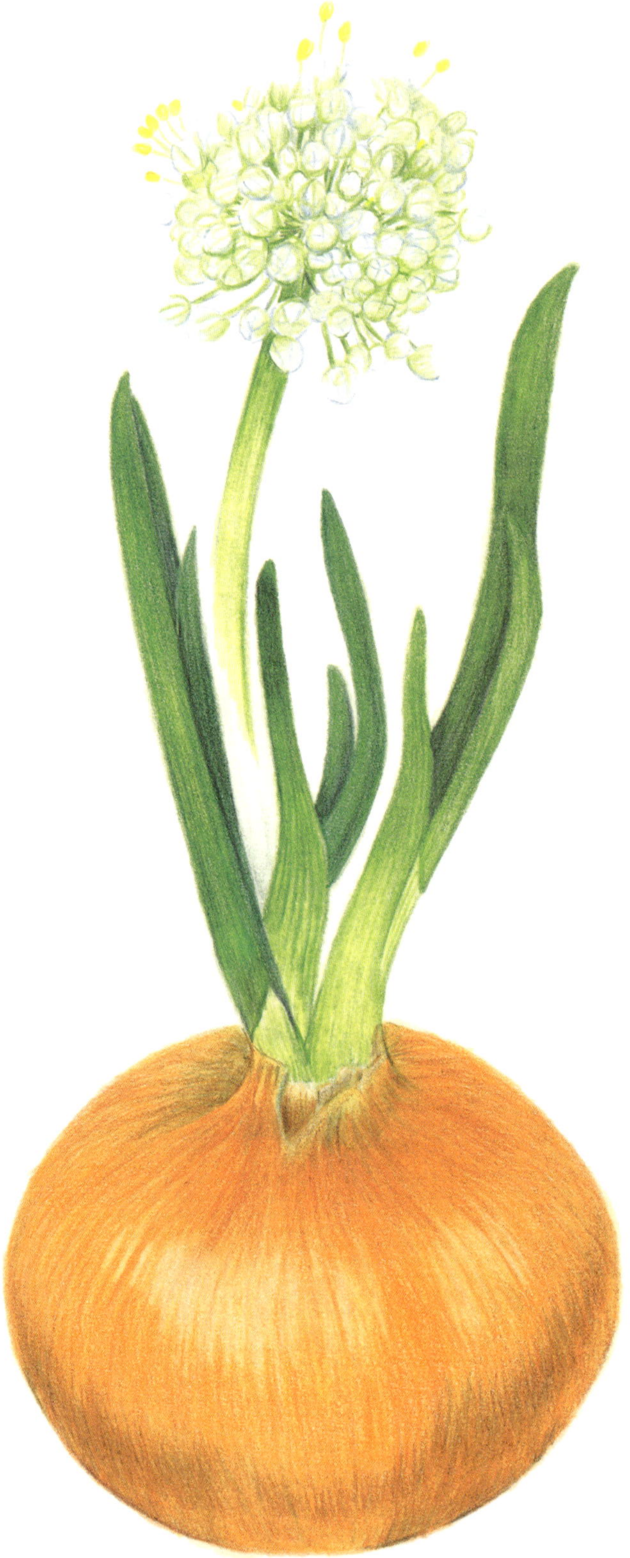

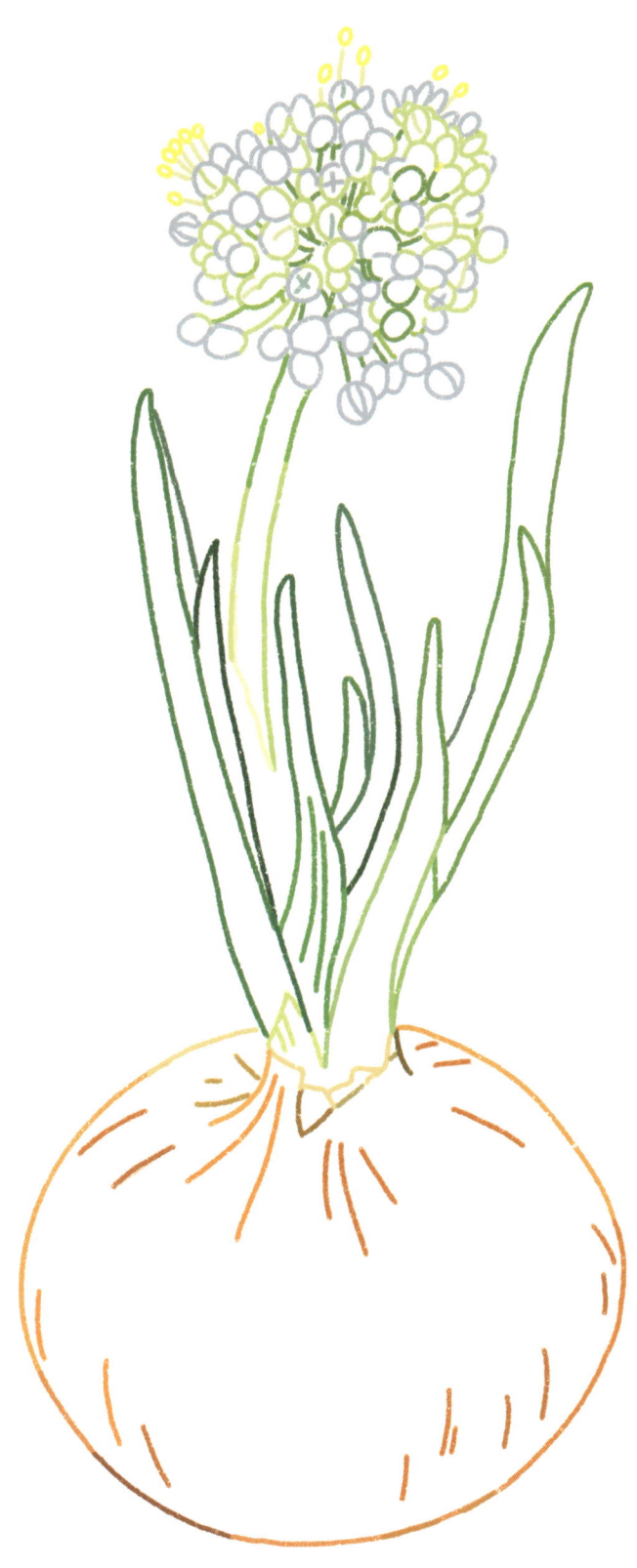

기억력과 집중력을 키우는 채소 퀴즈

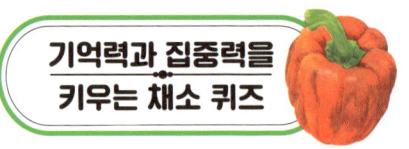

그림을 보고 떠오르는 채소 이름을 적어보세요.
각각의 채소에서 어떤 맛이 나는지 이야기해보세요. **예** 쓰다, 맵다 등

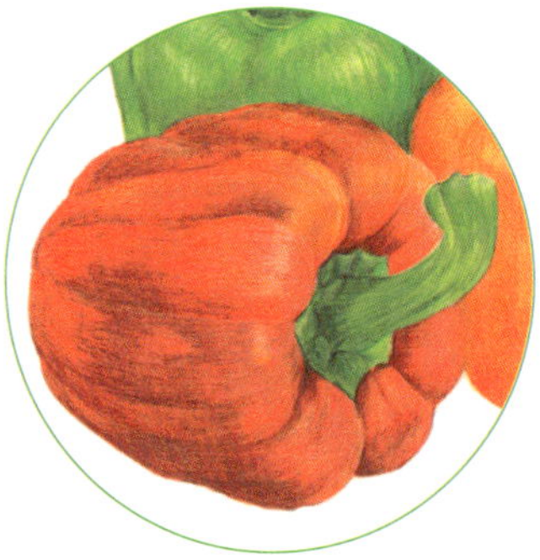

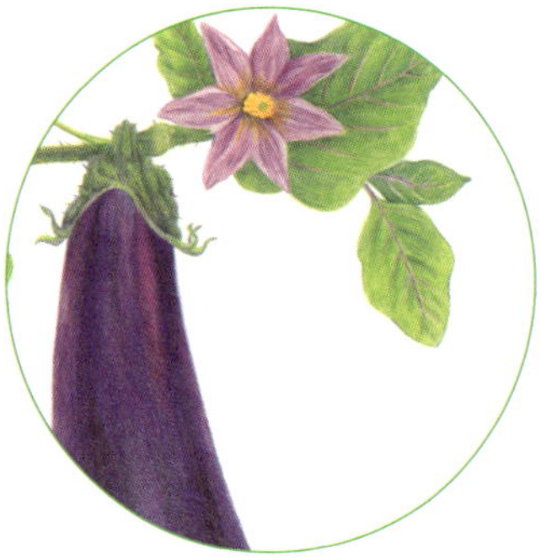

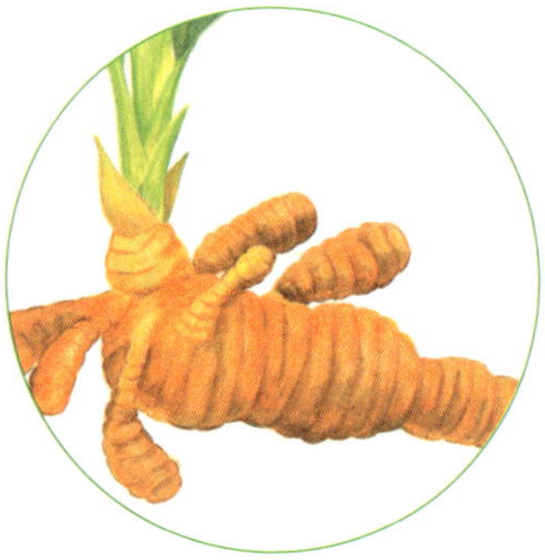

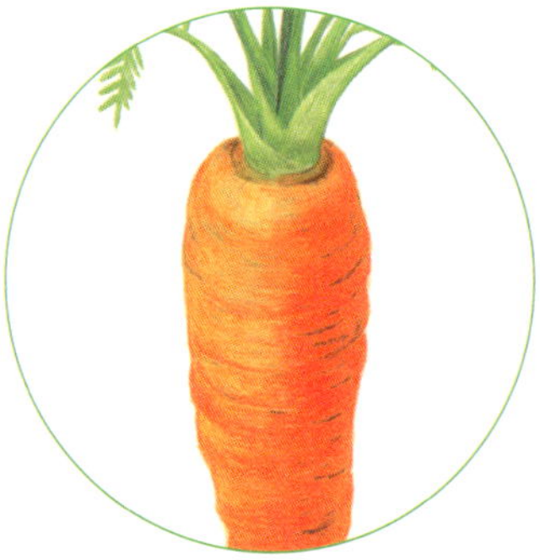

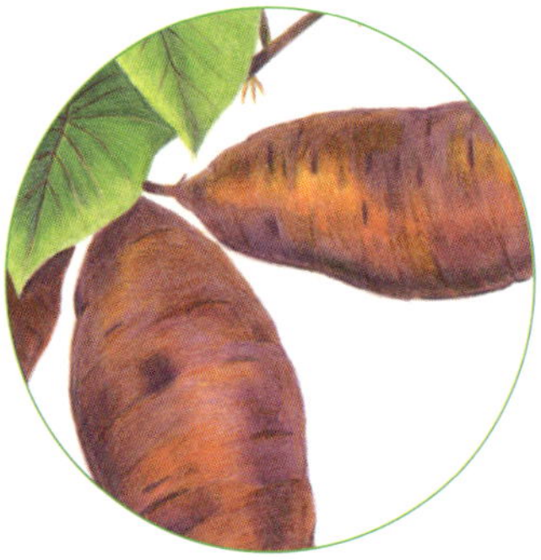

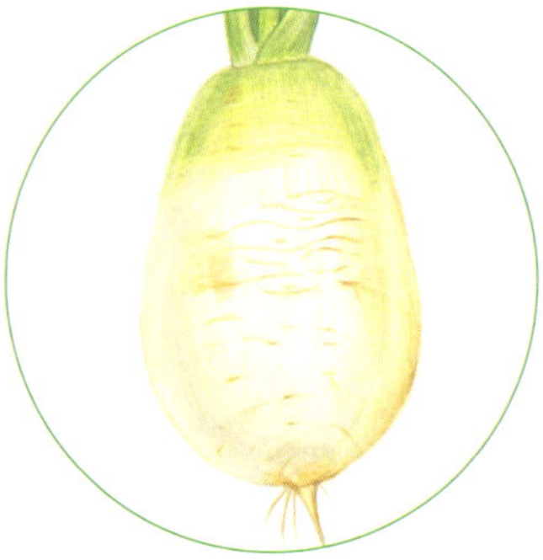

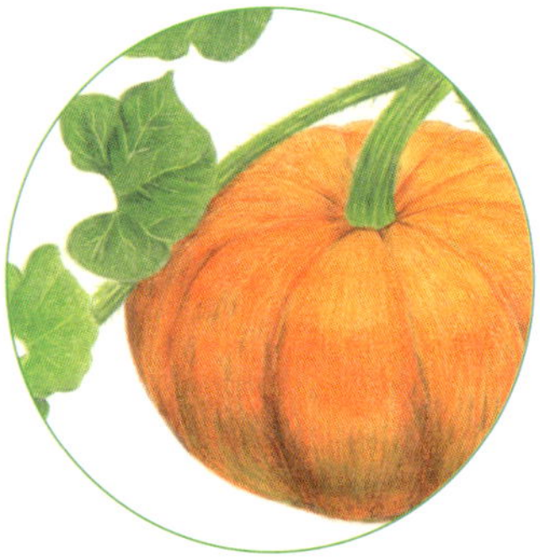

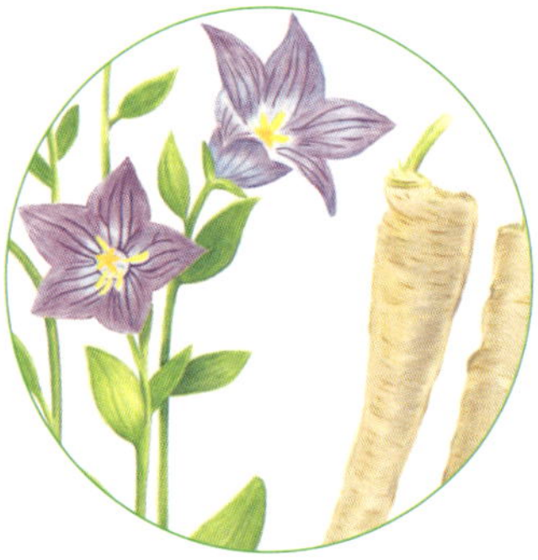

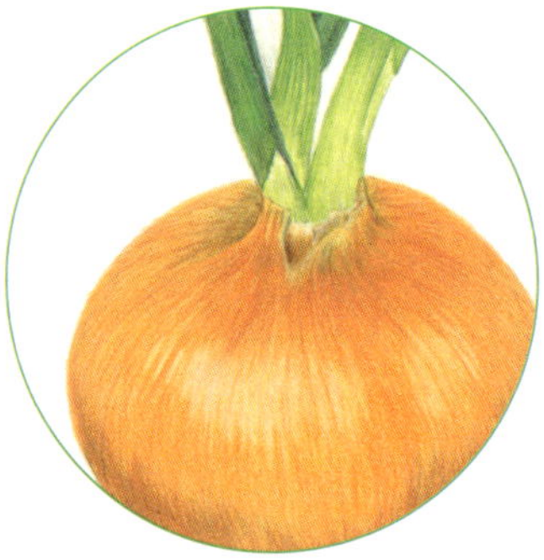

기억력과 집중력을 키우는 채소 퀴즈

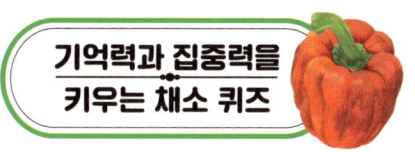

채소를 반으로 자르면 어떤 모양일까요? 채소와 자른 면을 알맞게 연결해보세요.

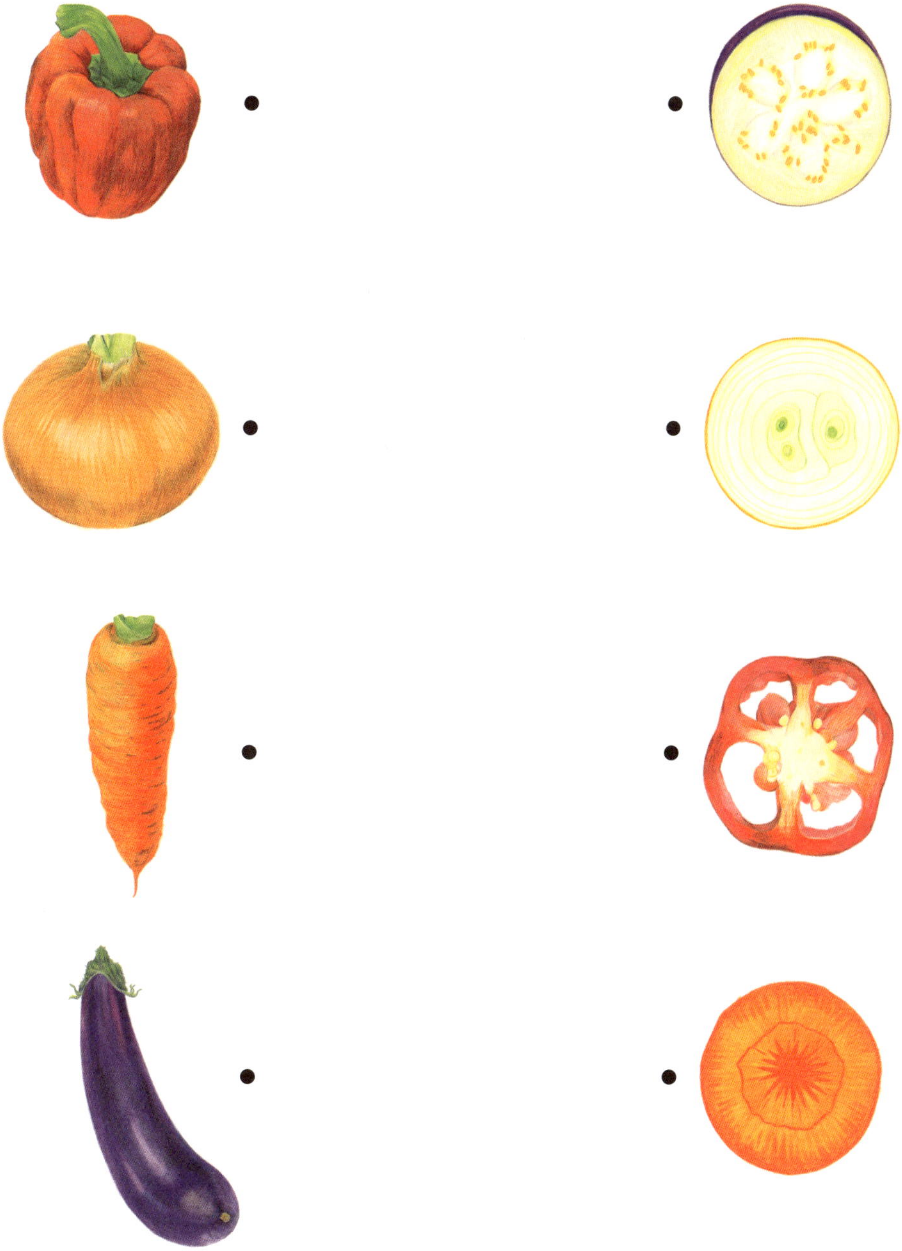

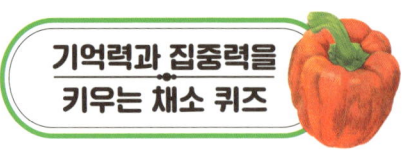

기억력과 집중력을 키우는 채소 퀴즈

호박 모양의 미로 속을 지나 혈액순환을 개선해주는 가지를 찾아가 보세요.

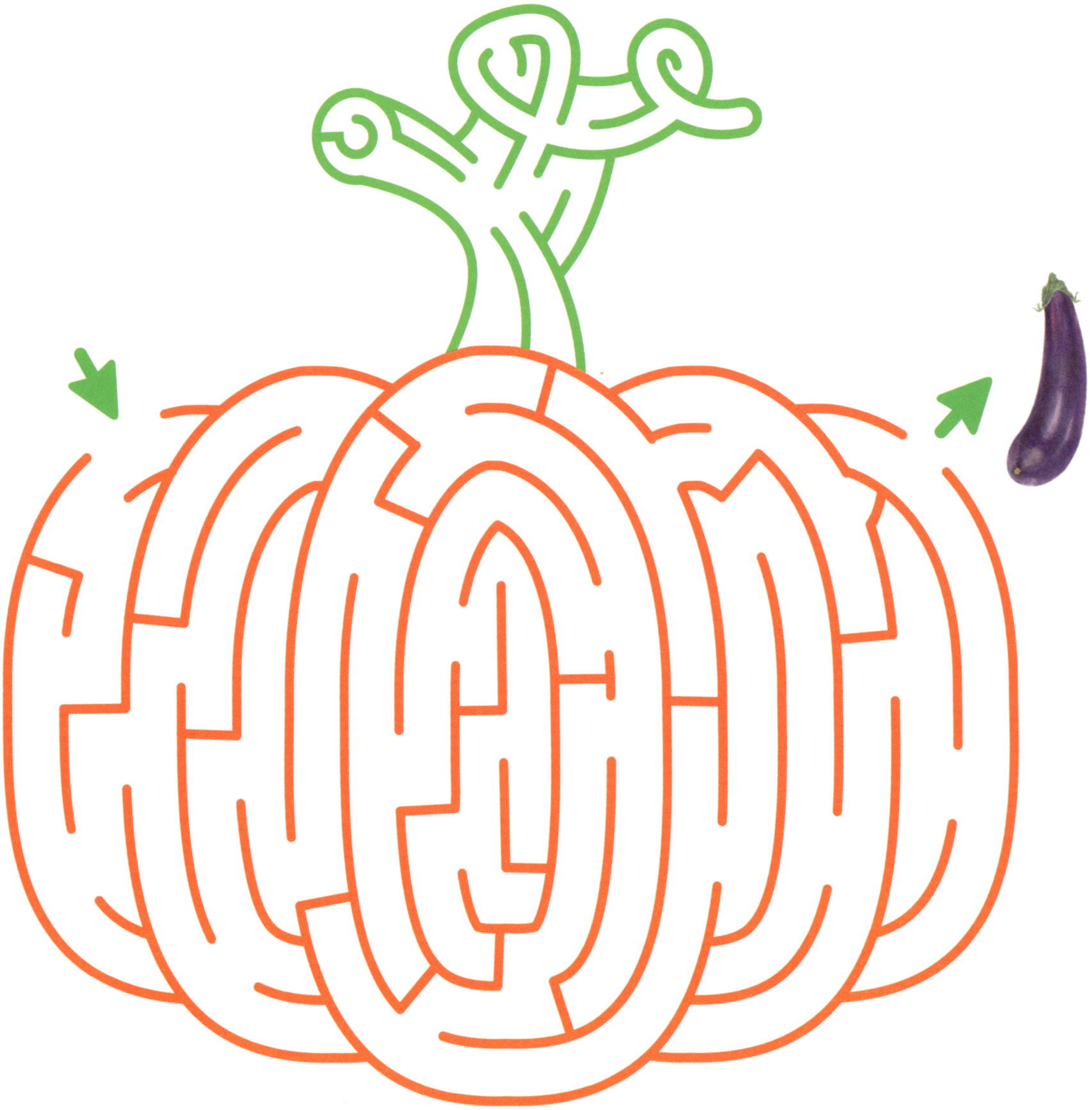

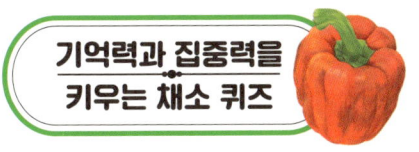

기억력과 집중력을 키우는 채소 퀴즈

색색의 채소들을 넣어 맛있는 볶음밥을 만들었어요. 어떤 색의 채소들이 볶음밥에 들어 있는지 색깔 상자에 같은 색의 채소 이름을 써보세요.

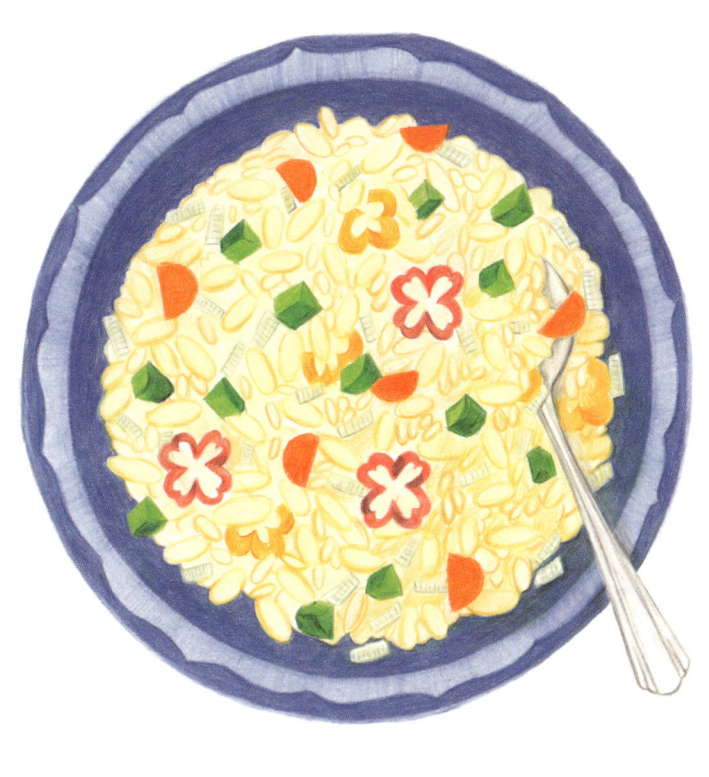

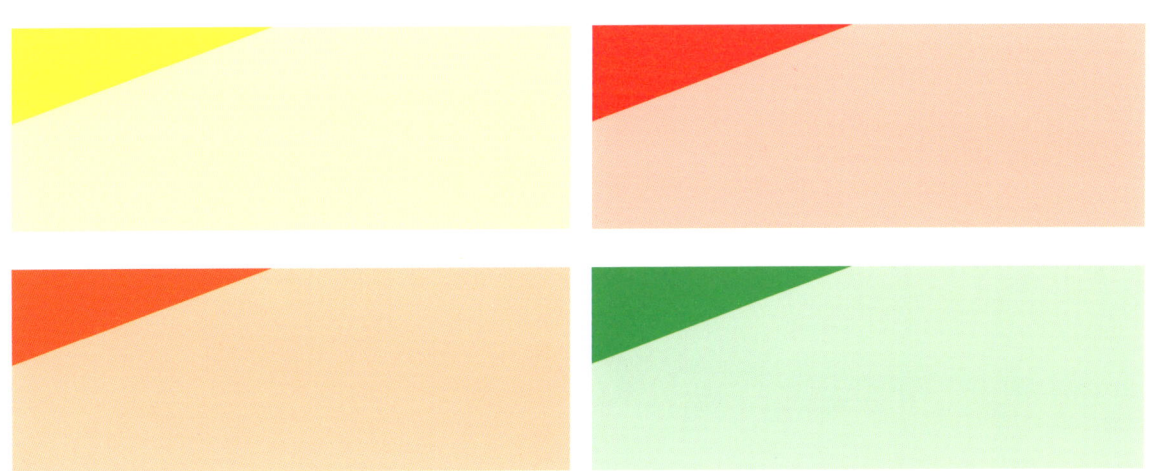

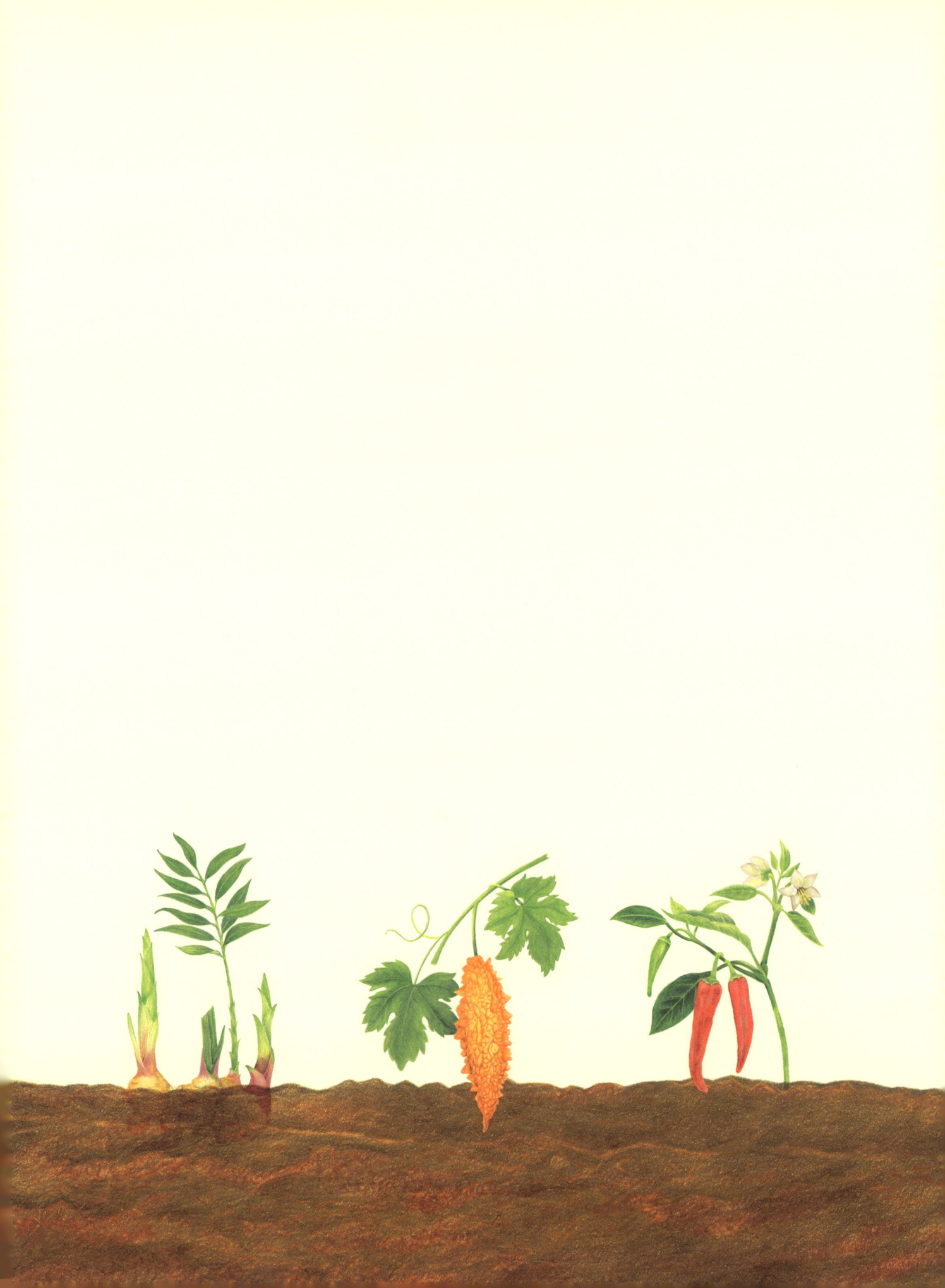

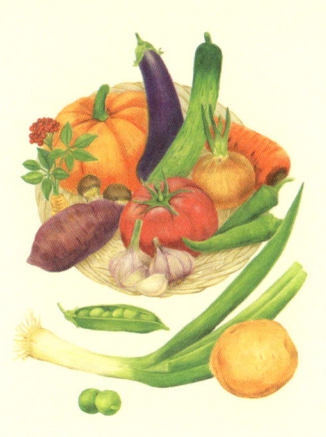

땅속에 뿌리내리고
스스로의 힘으로 지탱하며
커가는 채소들처럼
흔들림 없이 중심을 잡으며
살아가길 바랍니다.

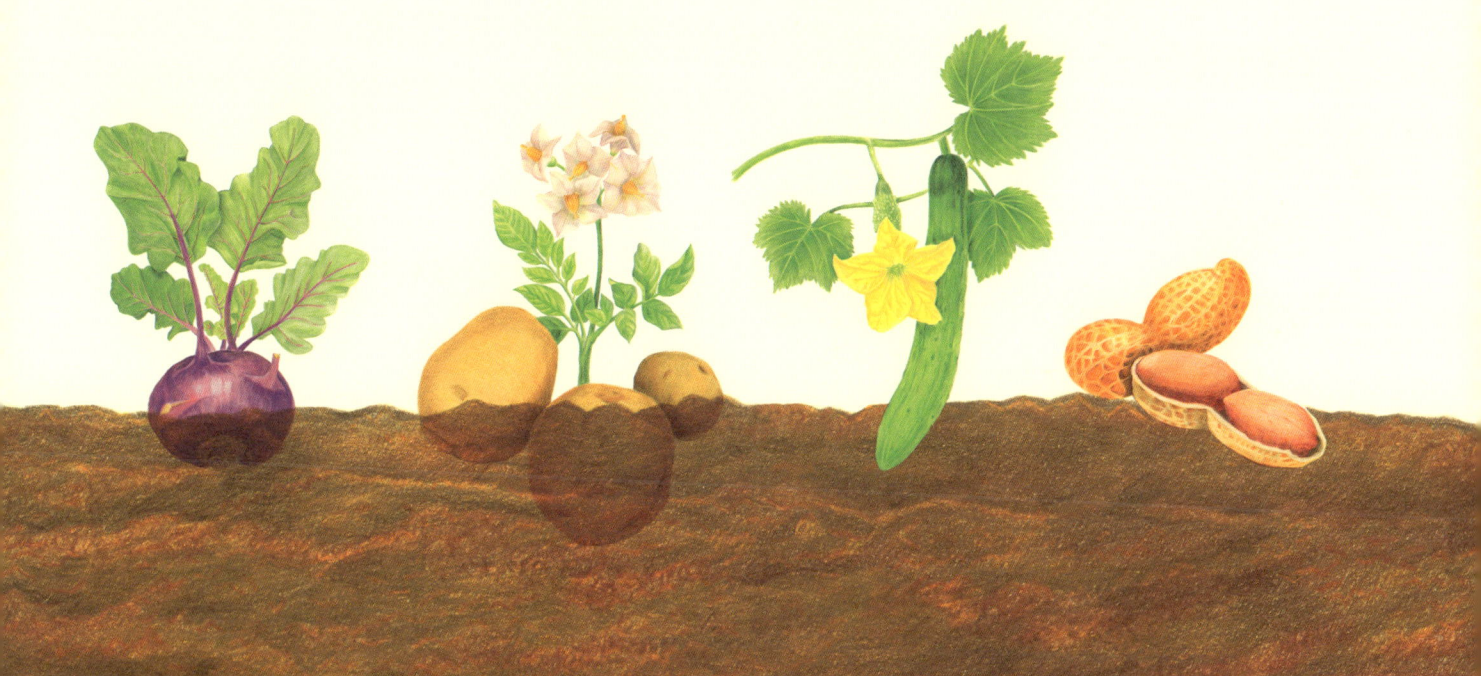

고추

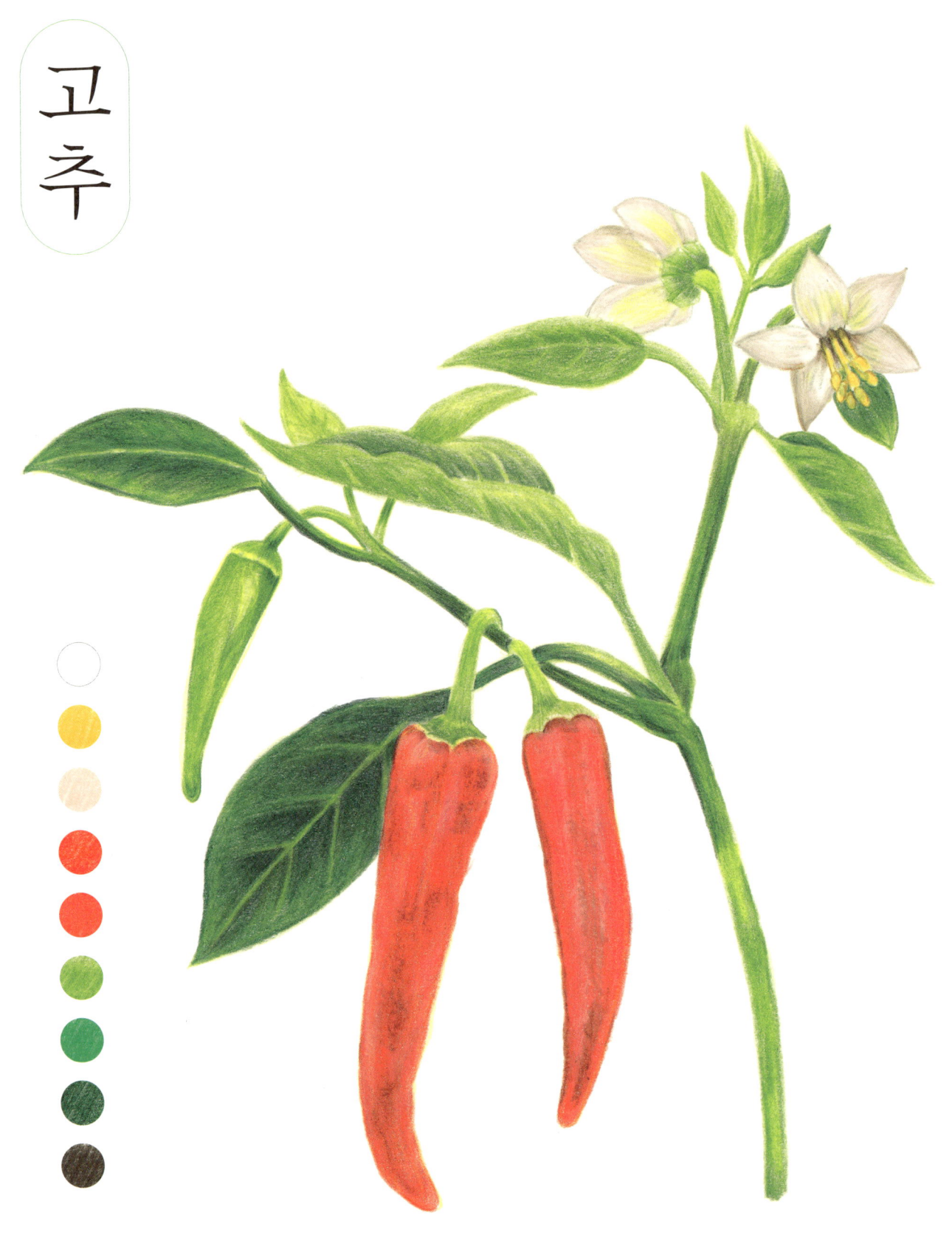

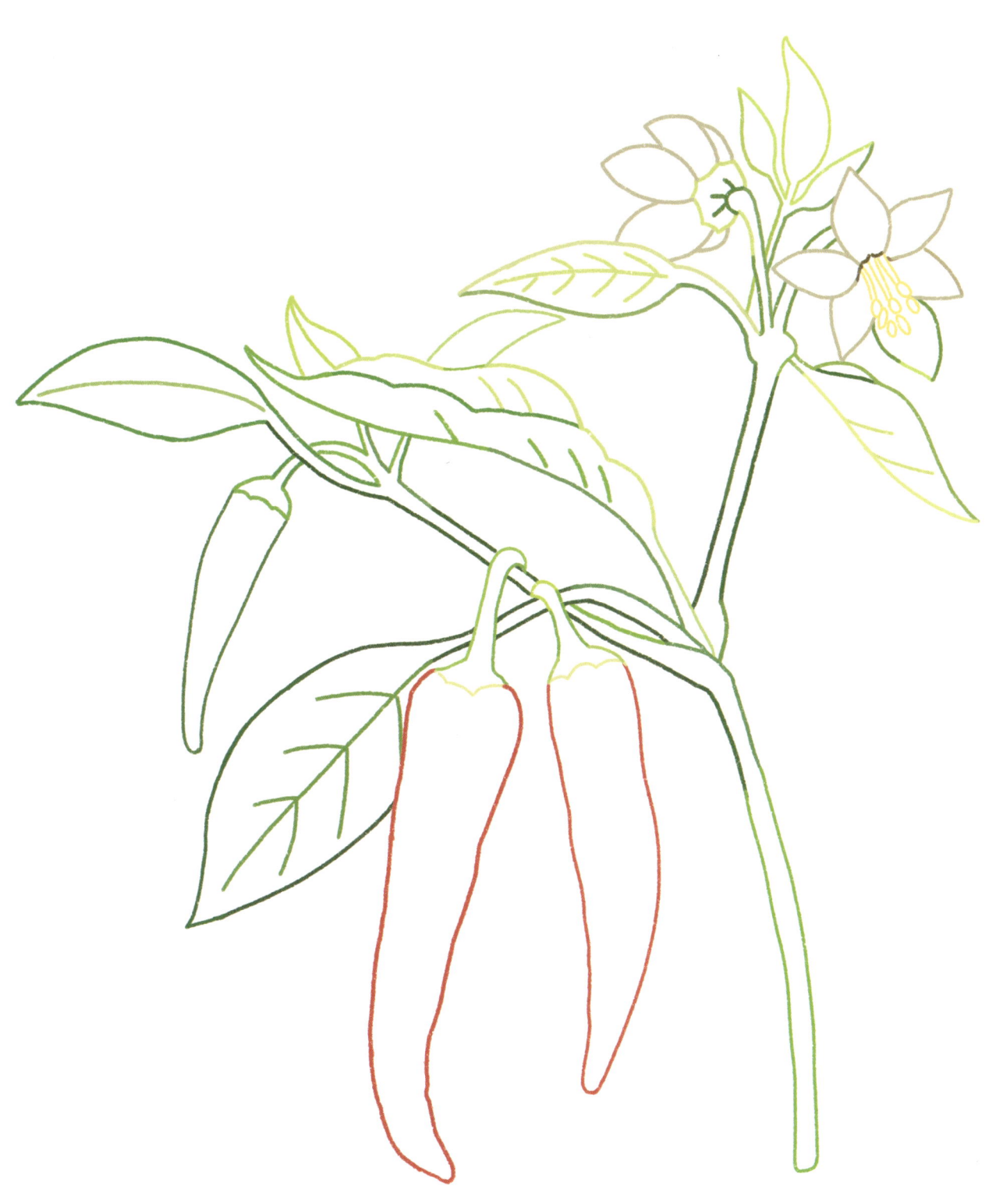

감자

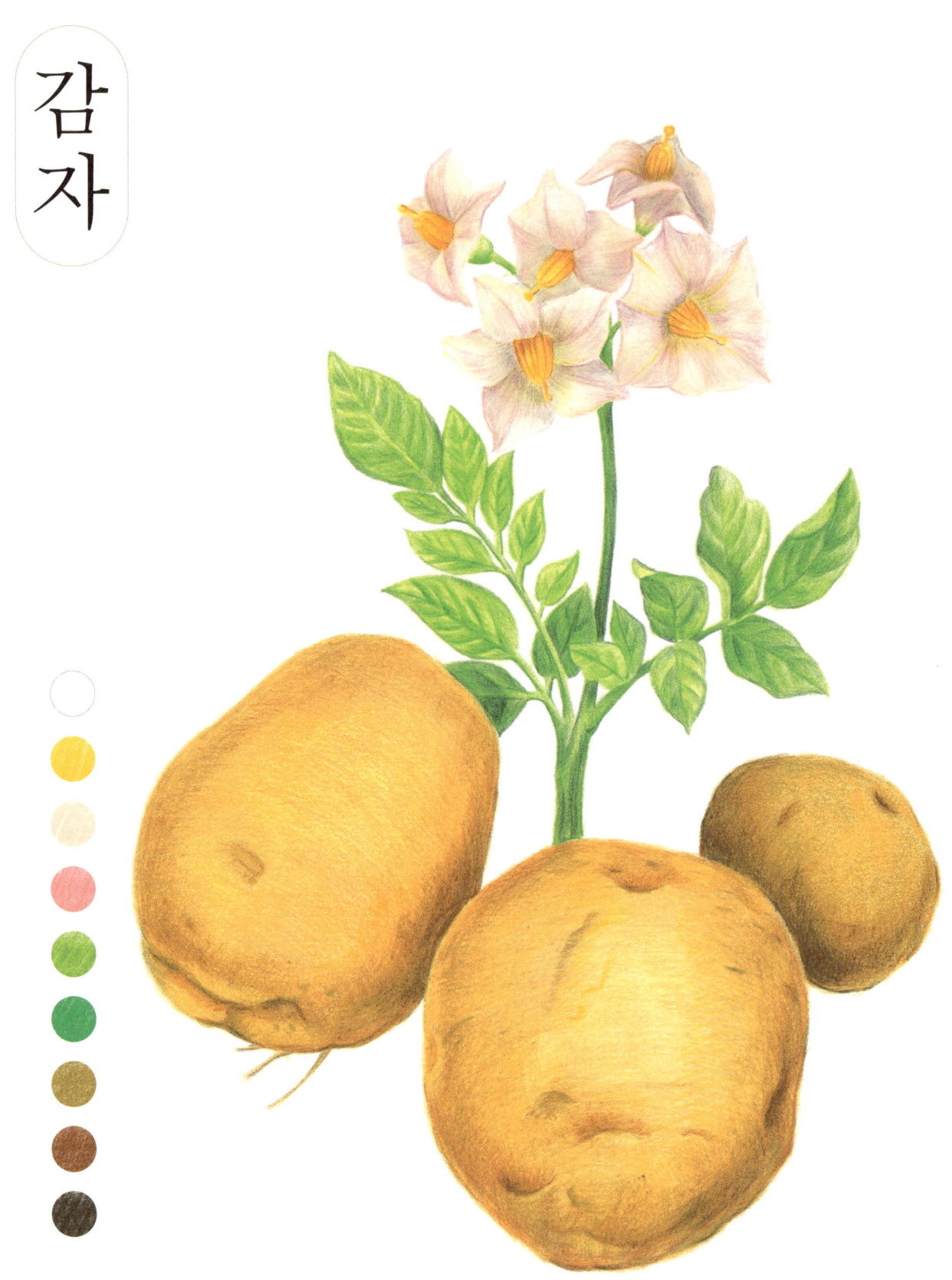

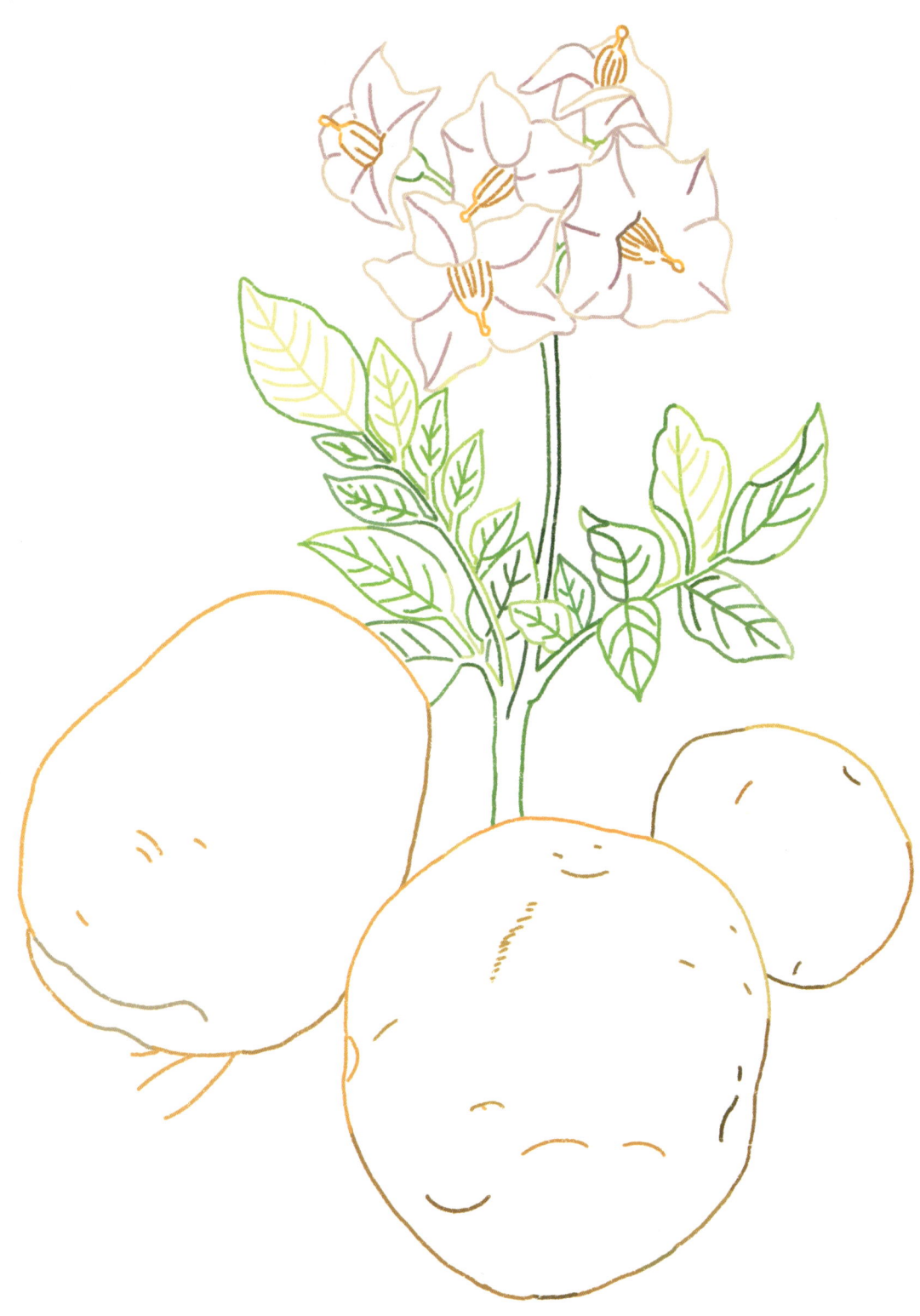

생강

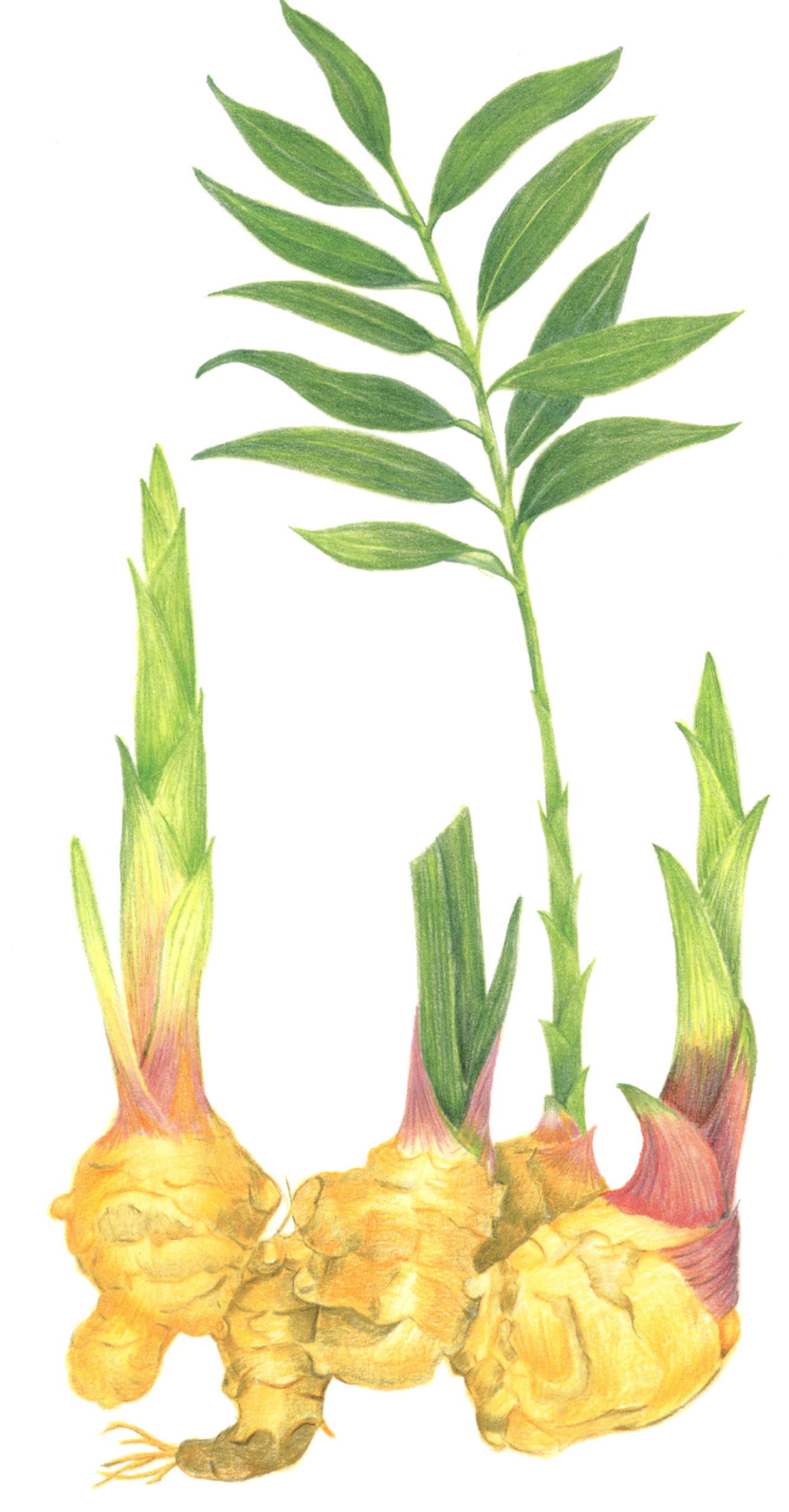

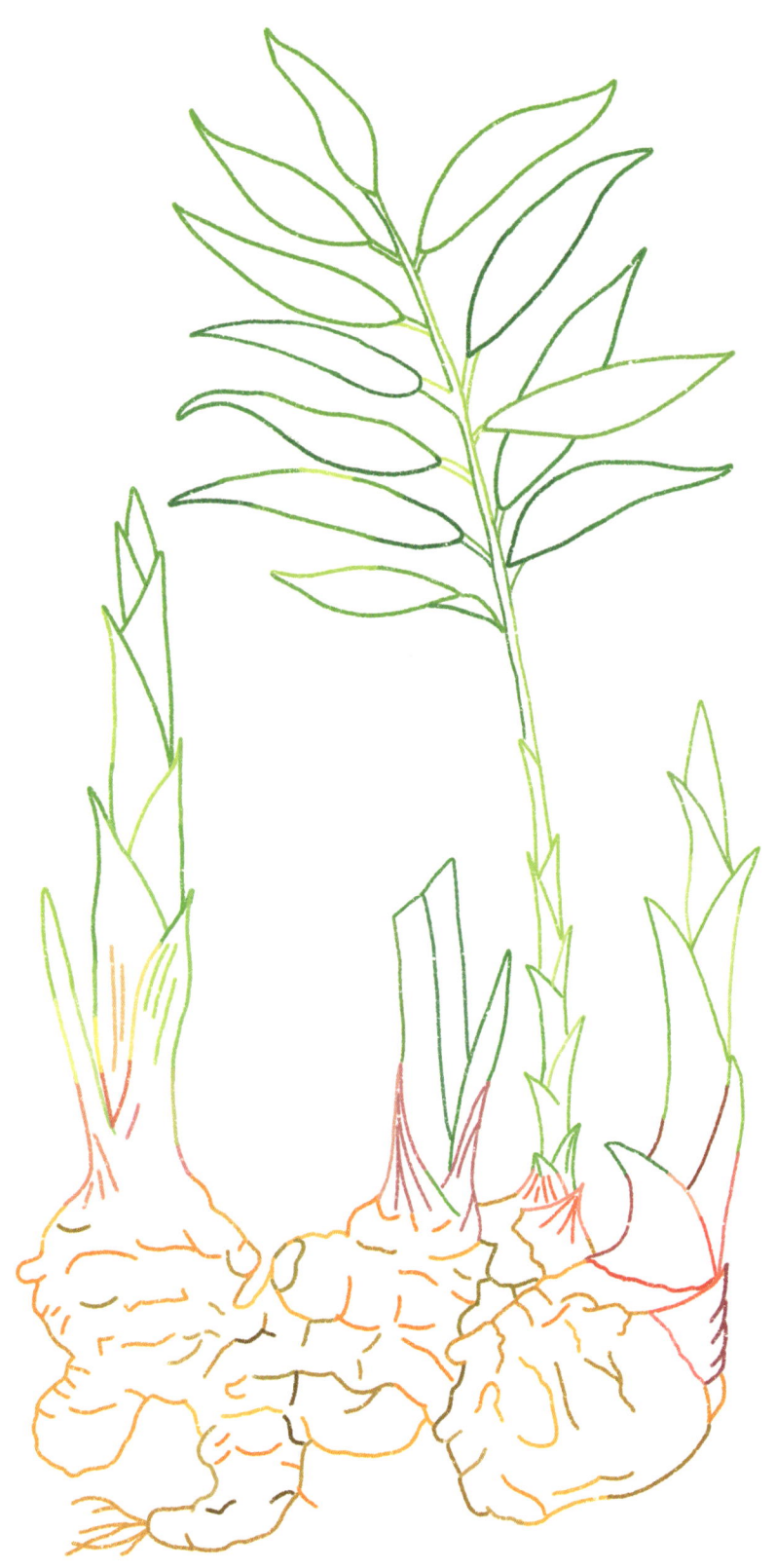

오이

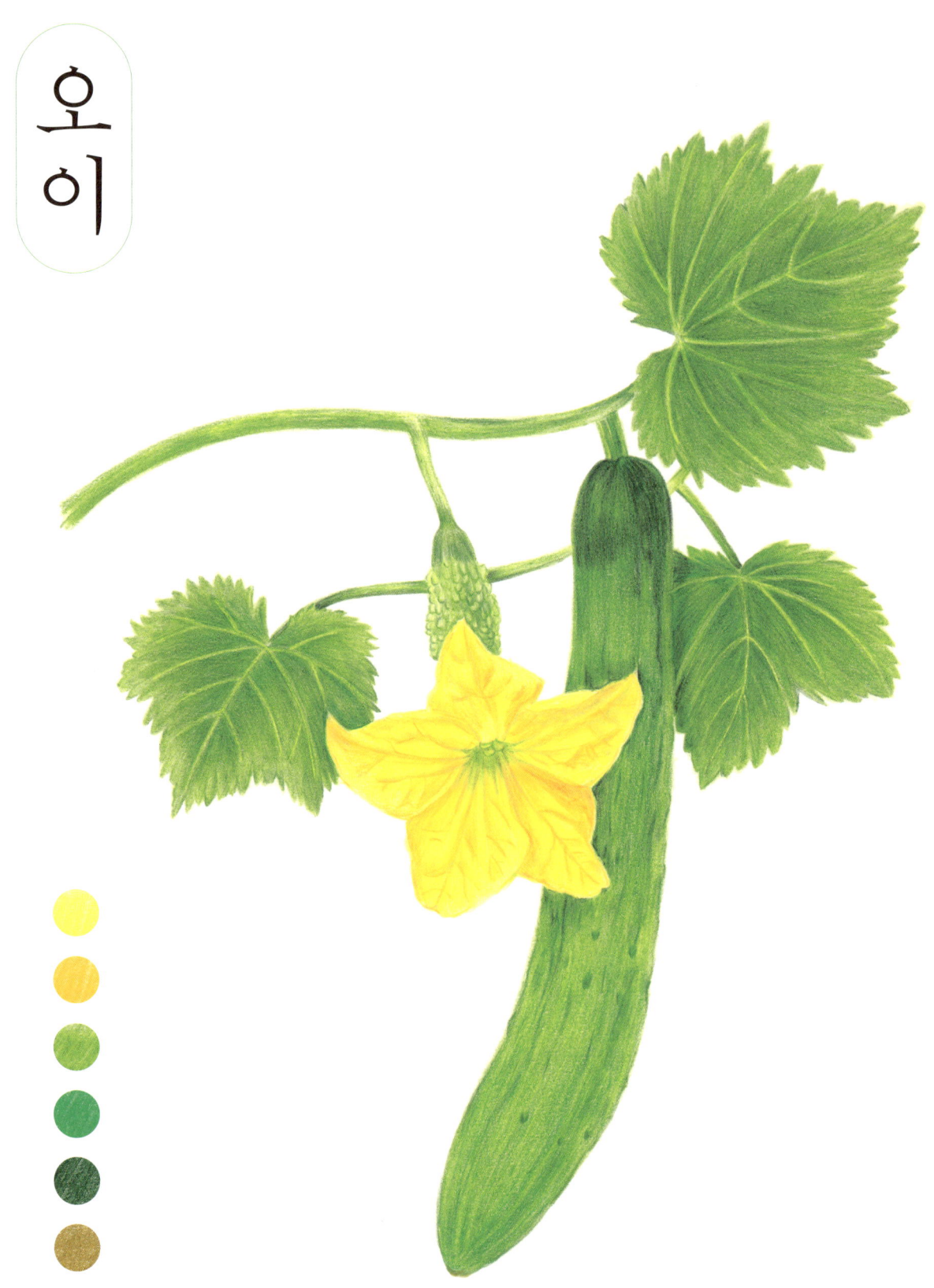

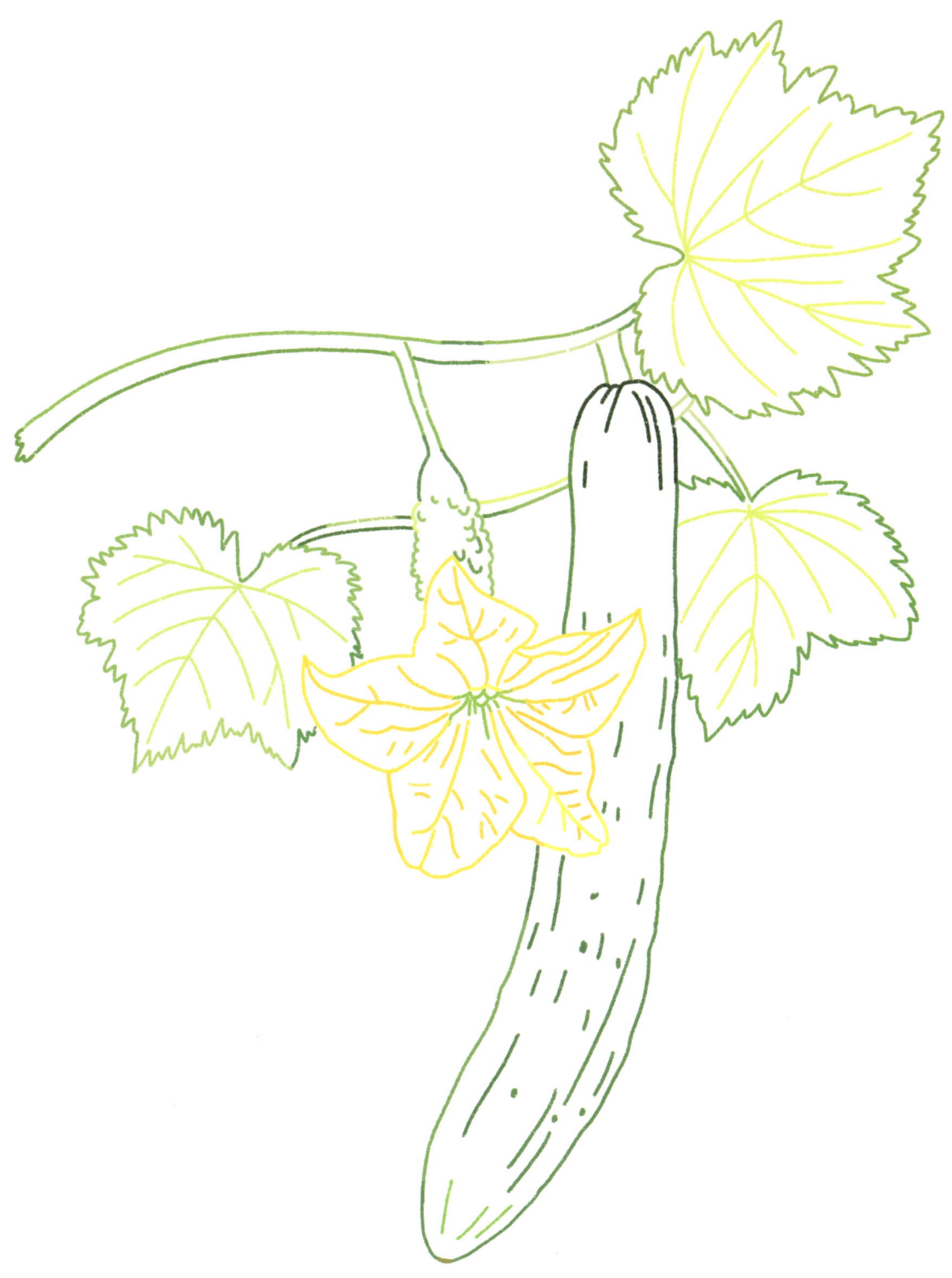

콜라비

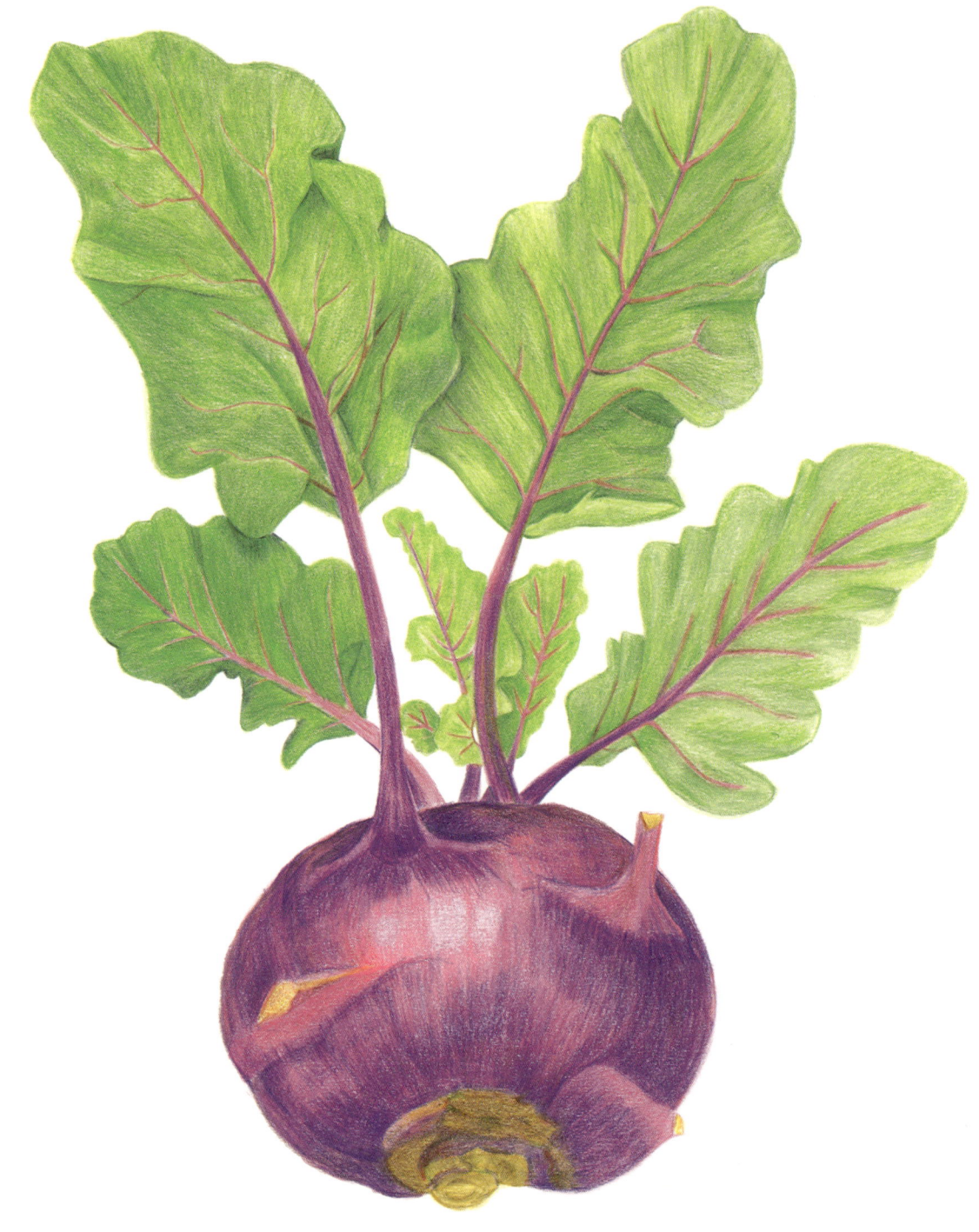

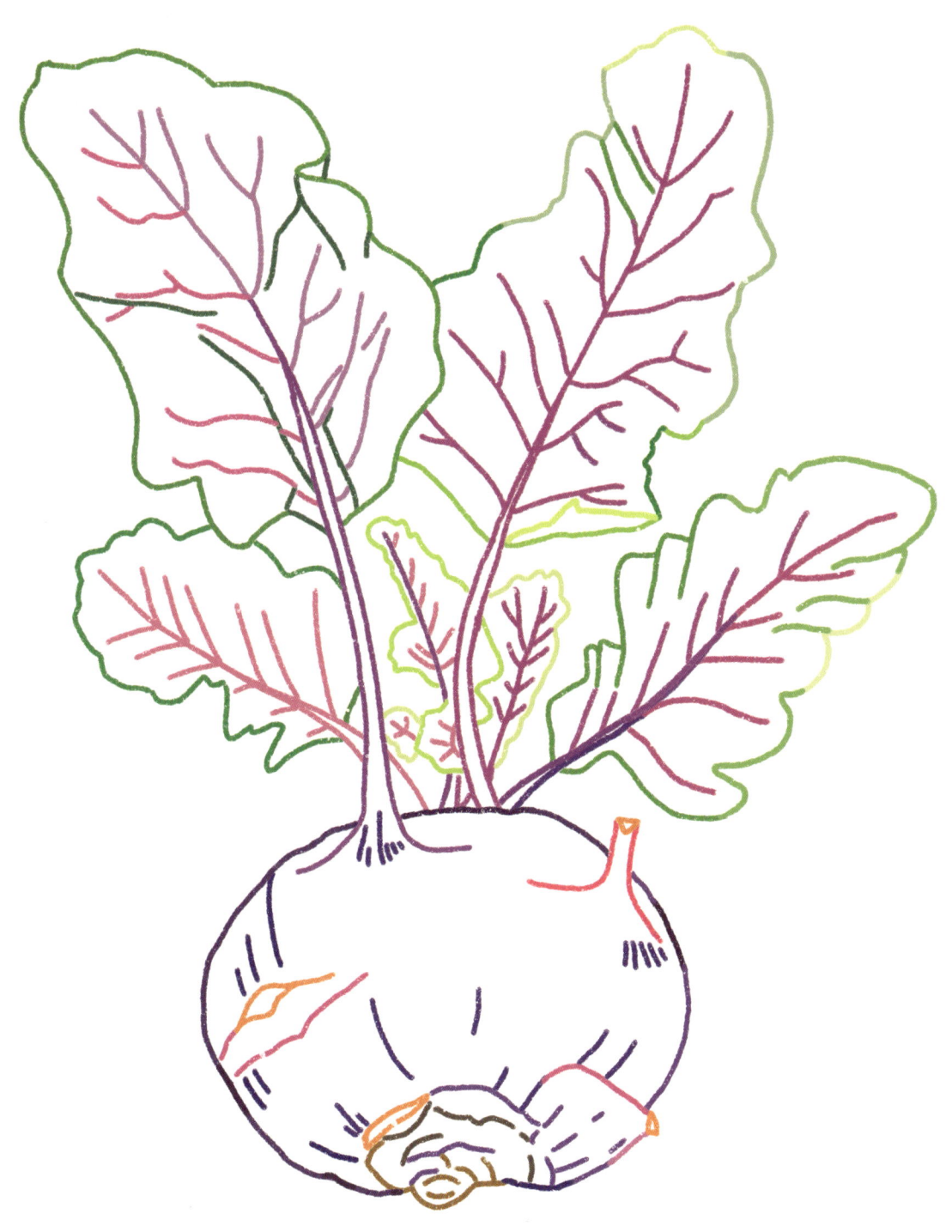

땅콩

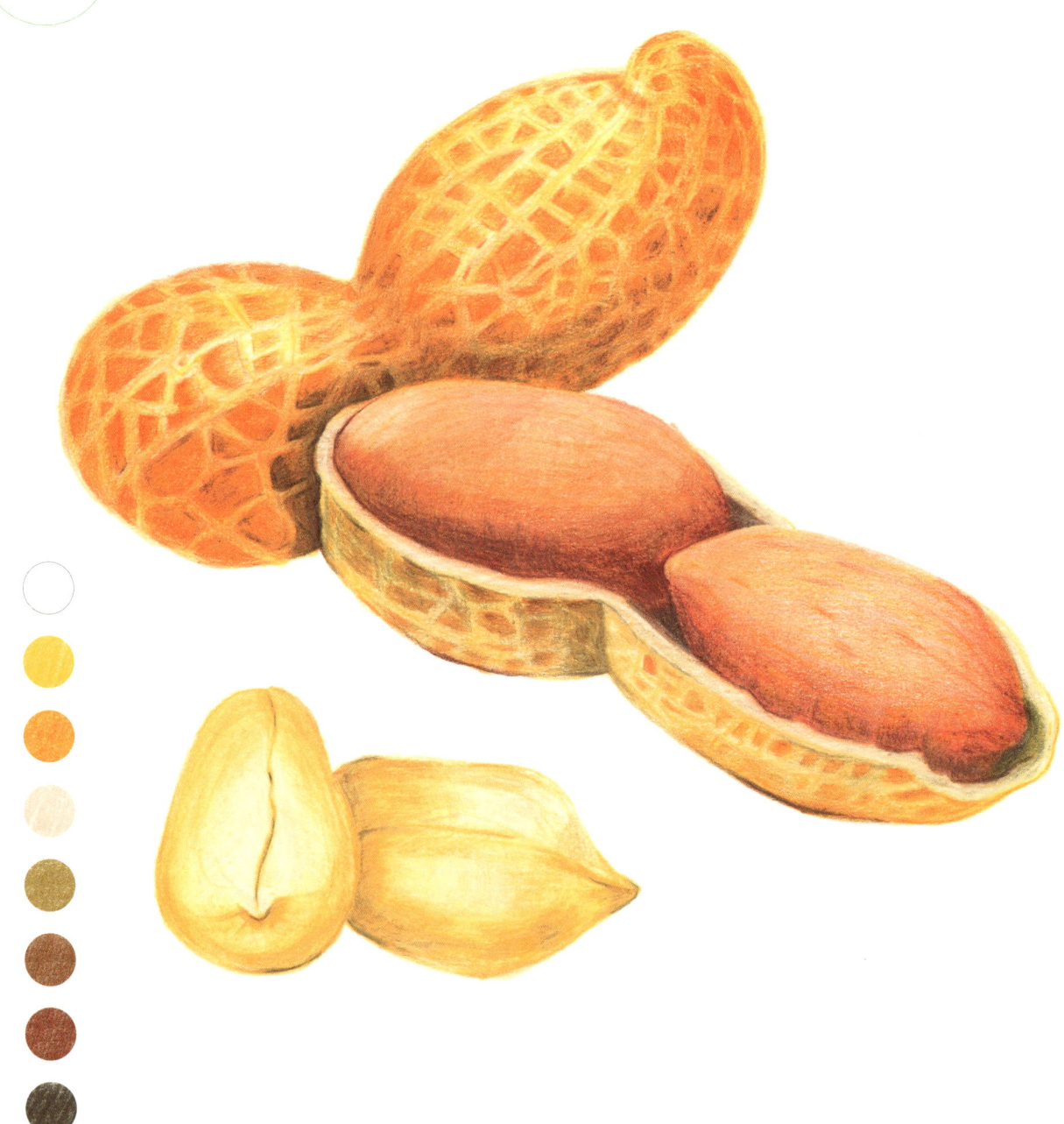

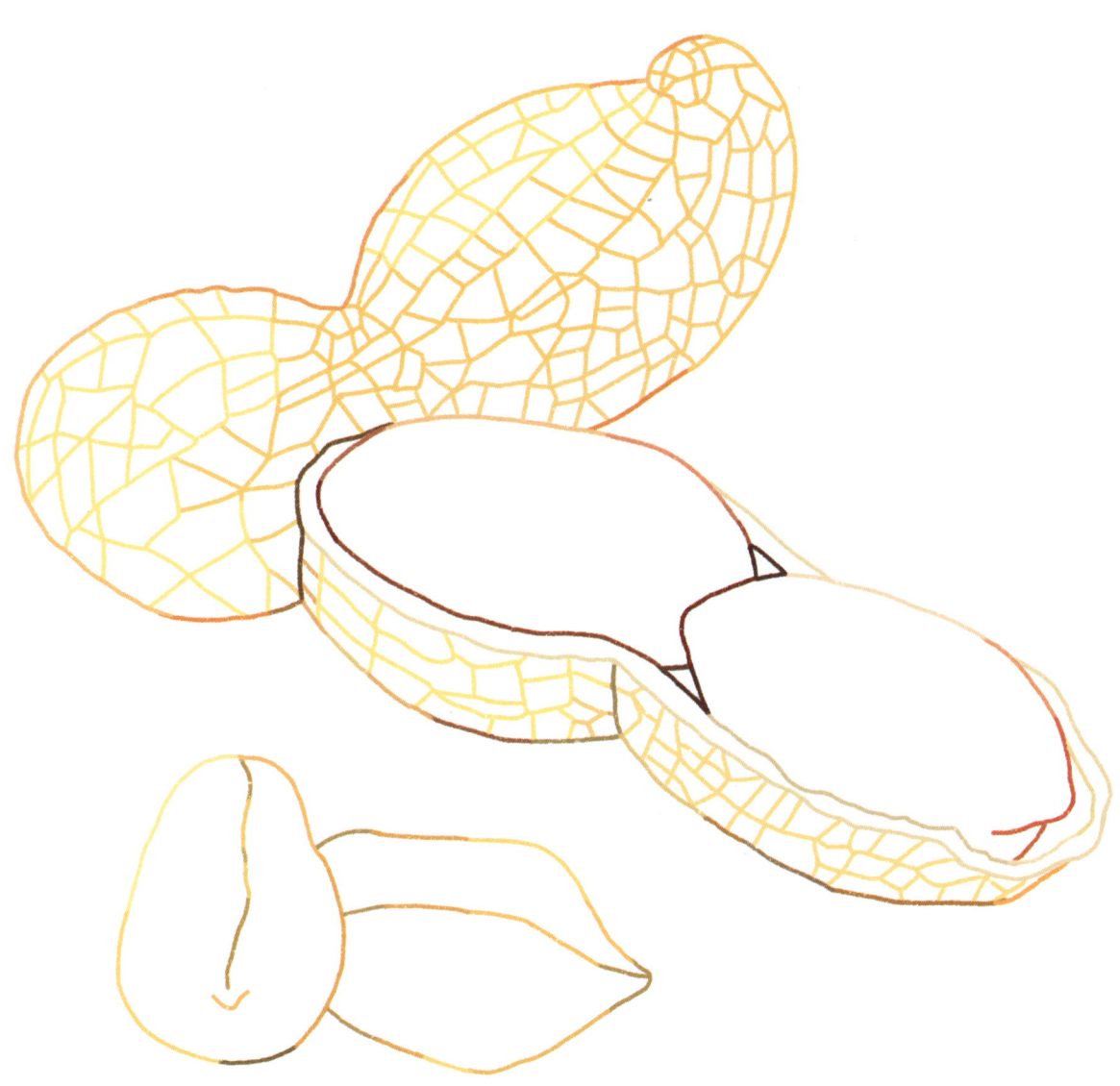

여주

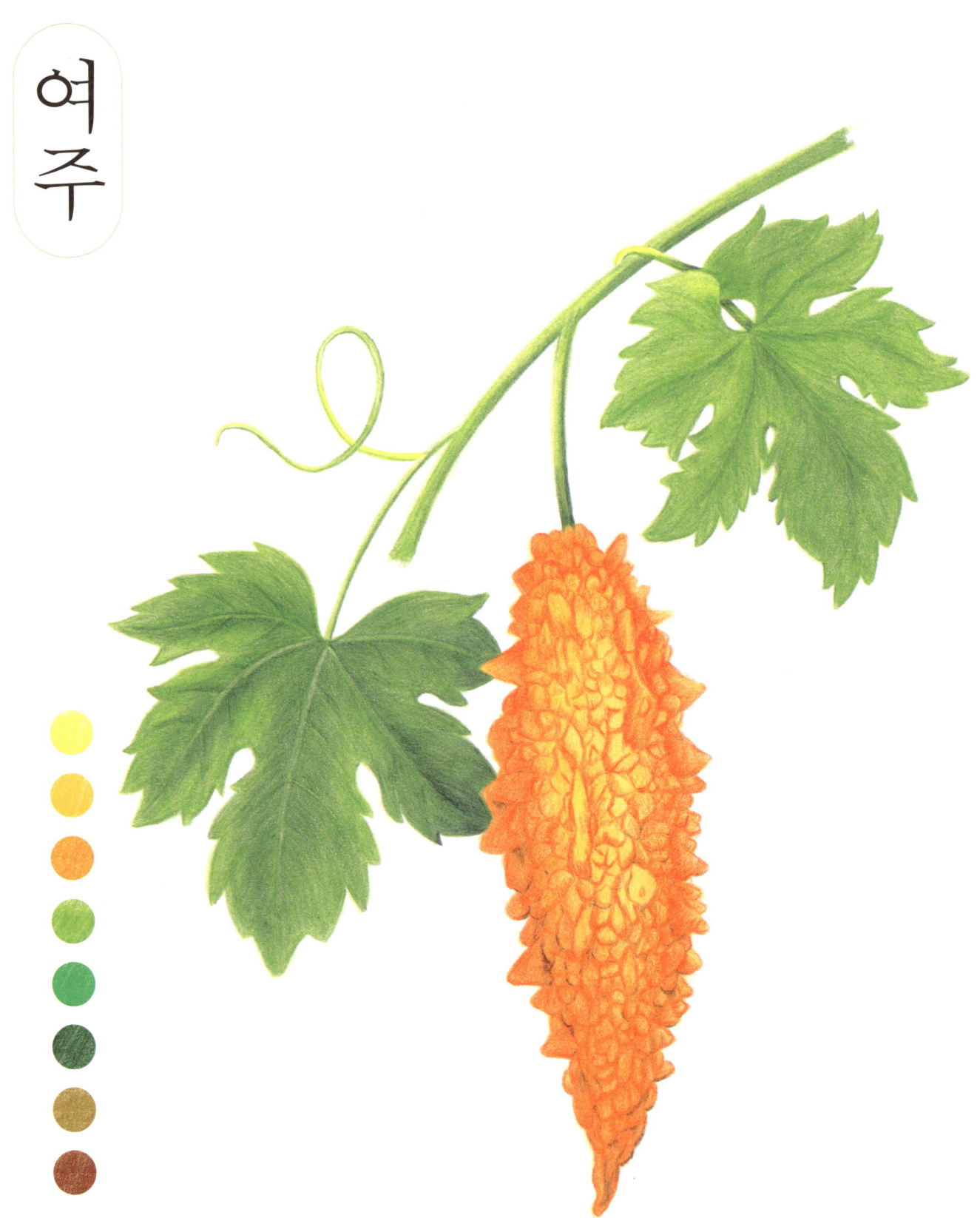

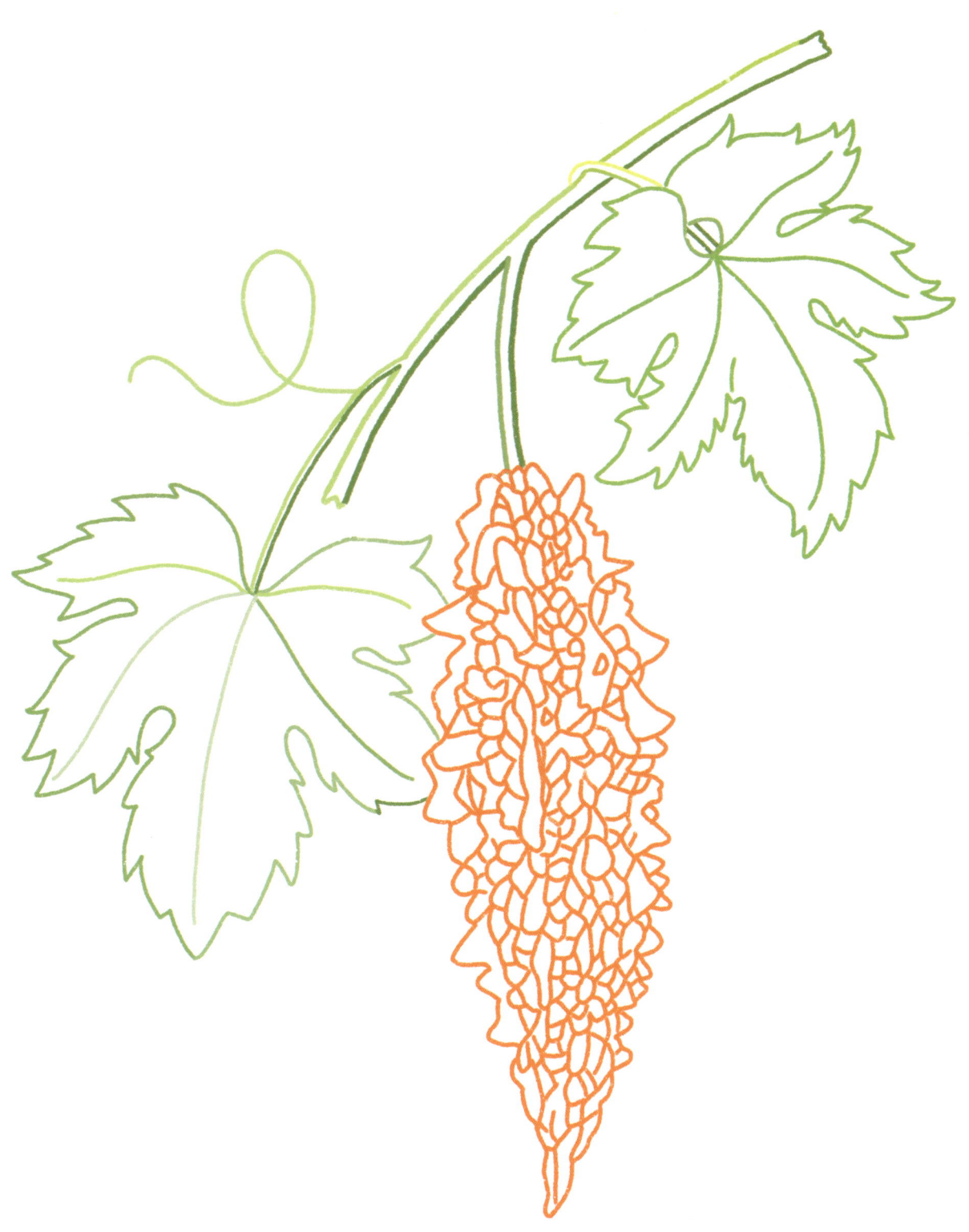

채소바구니

지금까지 연습한 채소들을 다양한 색으로 칠해보세요.

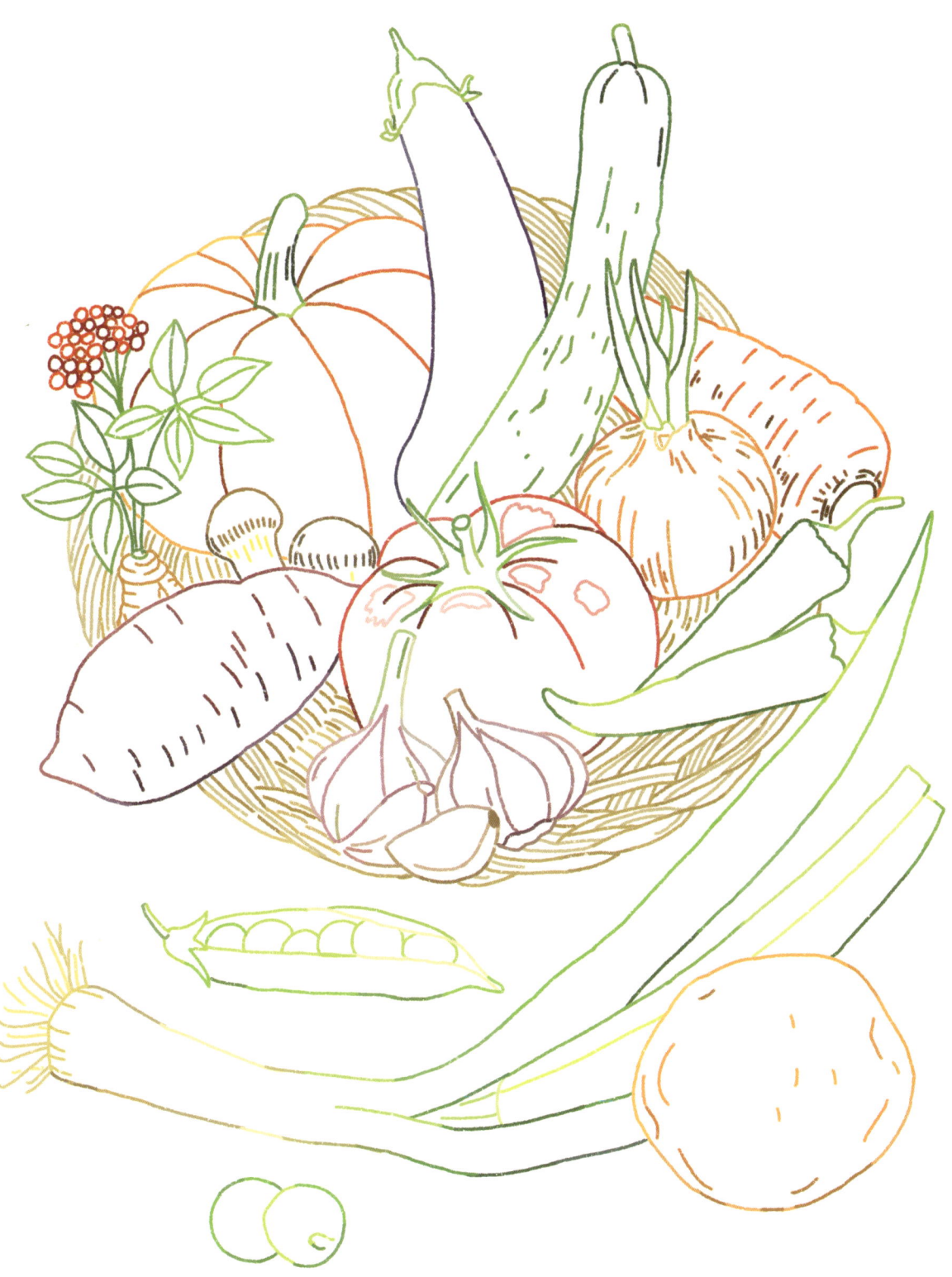

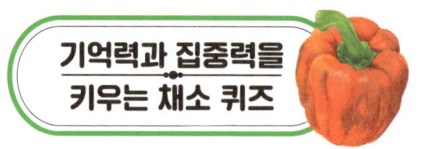

기억력과 집중력을 키우는 채소 퀴즈

그림을 보고 떠오르는 채소 이름을 적어보세요.
각각의 채소에서 어떤 맛이 나는지 이야기해보세요. 예 쓰다, 맵다 등

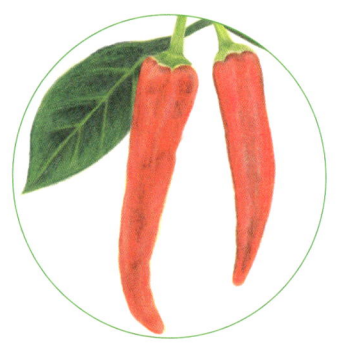 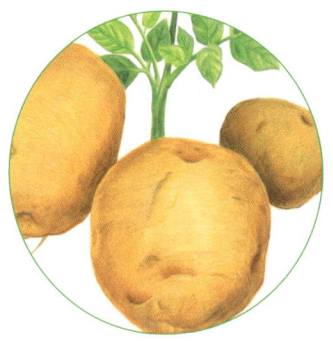 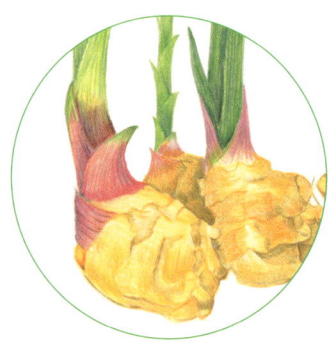

_____   _____   _____

 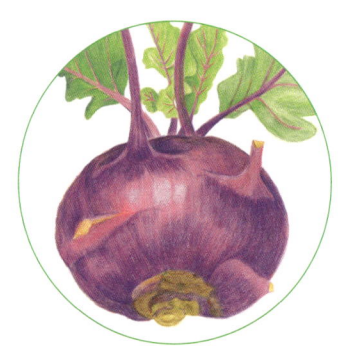 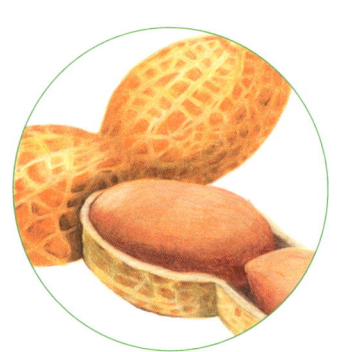

_____   _____   _____

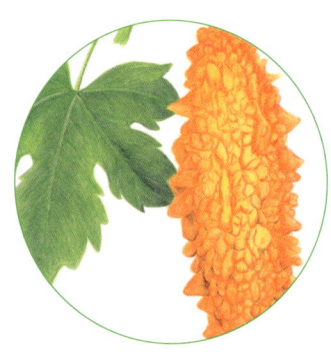

_____

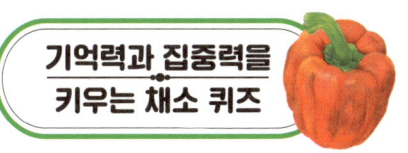

기억력과 집중력을 키우는 채소 퀴즈

잎, 꽃, 열매가 어떤 채소와 관련되어 있을까요? 알맞게 연결해보세요.

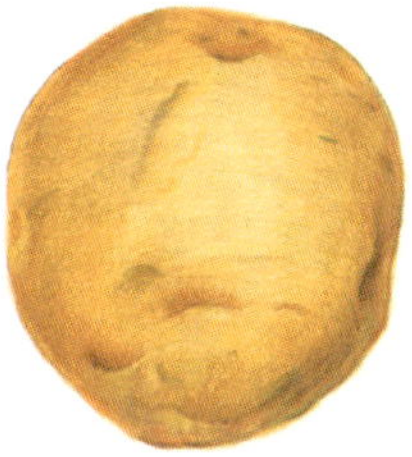

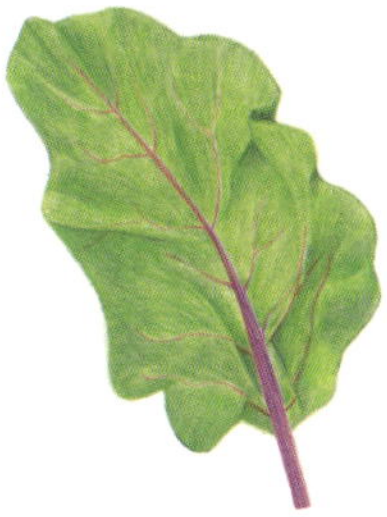

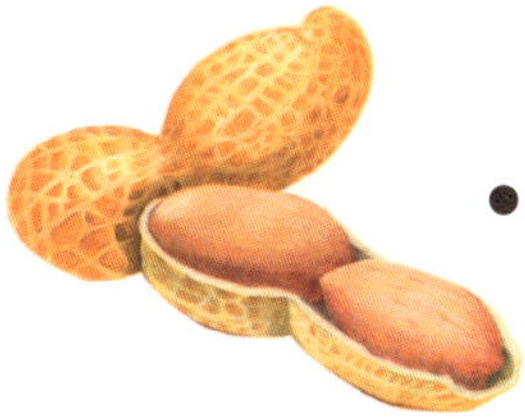

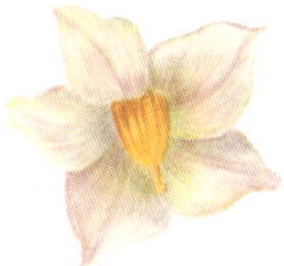

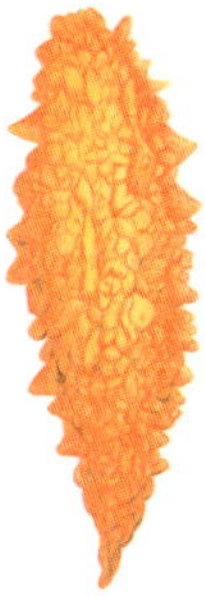

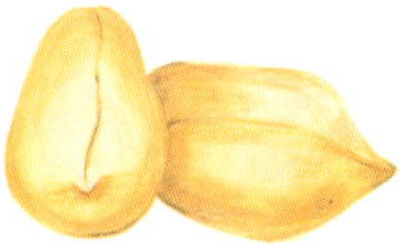

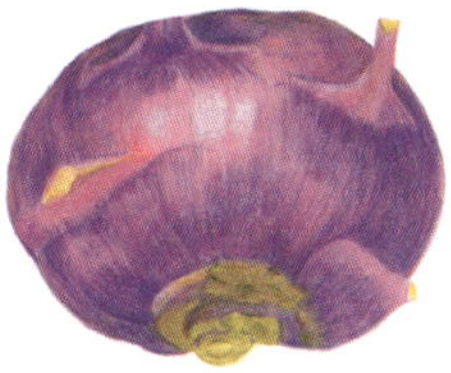

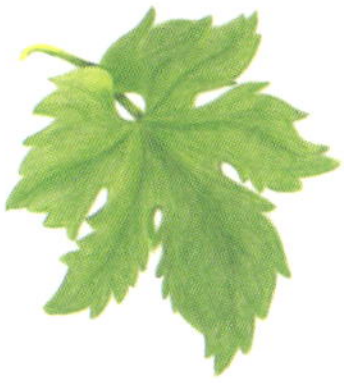

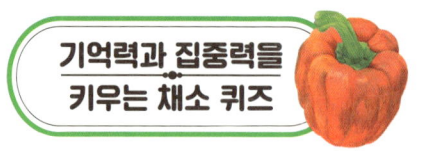

기억력과 집중력을 키우는 채소 퀴즈

콜라비 미로 속을 지나 식물성 단백질이 풍부한 땅콩을 찾아가 보세요.

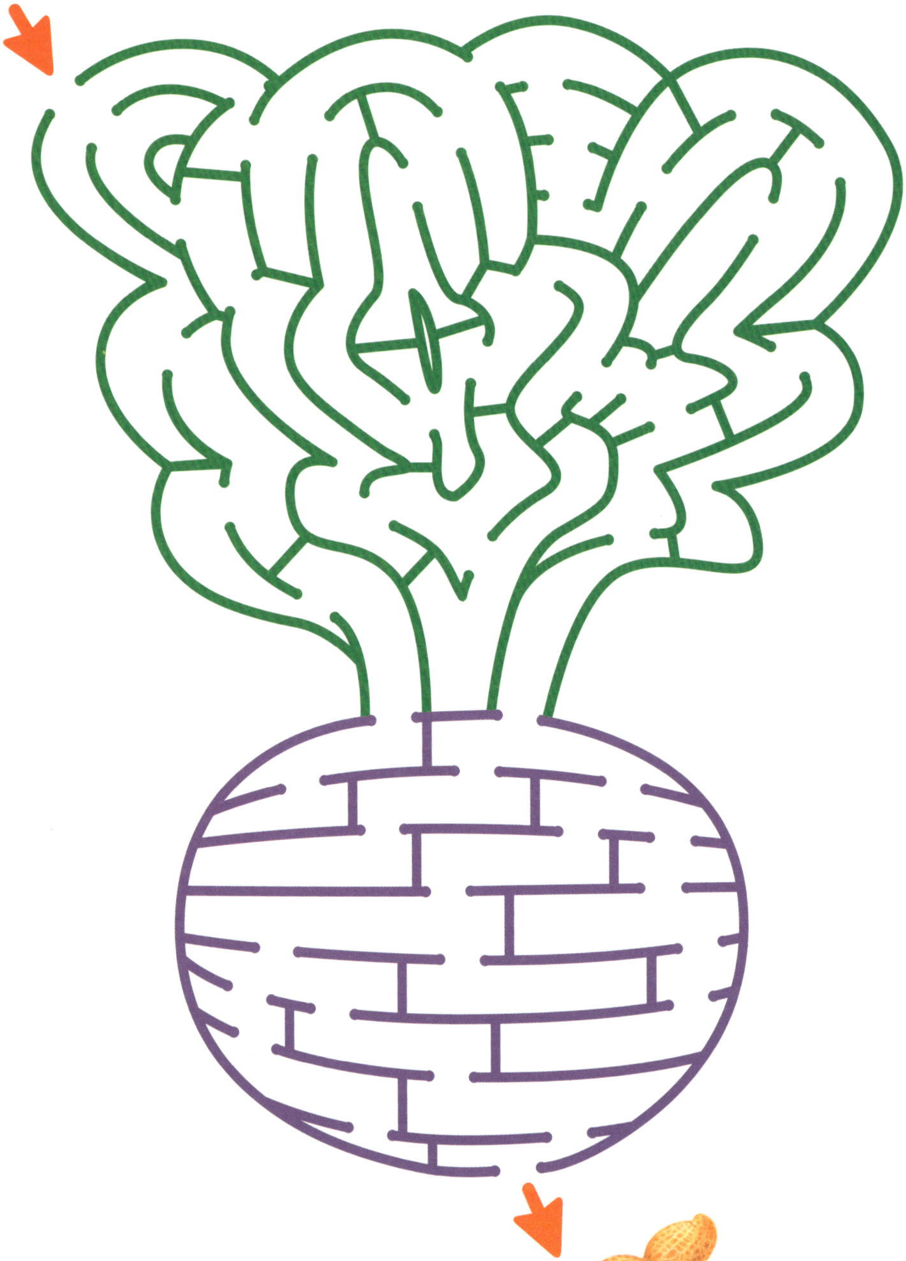

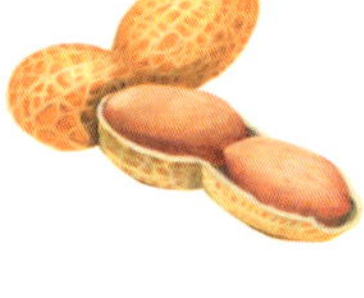

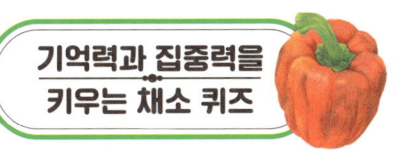

기억력과 집중력을 키우는 채소 퀴즈

텃밭이 생긴다면 어떤 채소를 키우고 싶으세요?
키우고 싶은 채소들을 텃밭에 자유롭게 그려보세요.

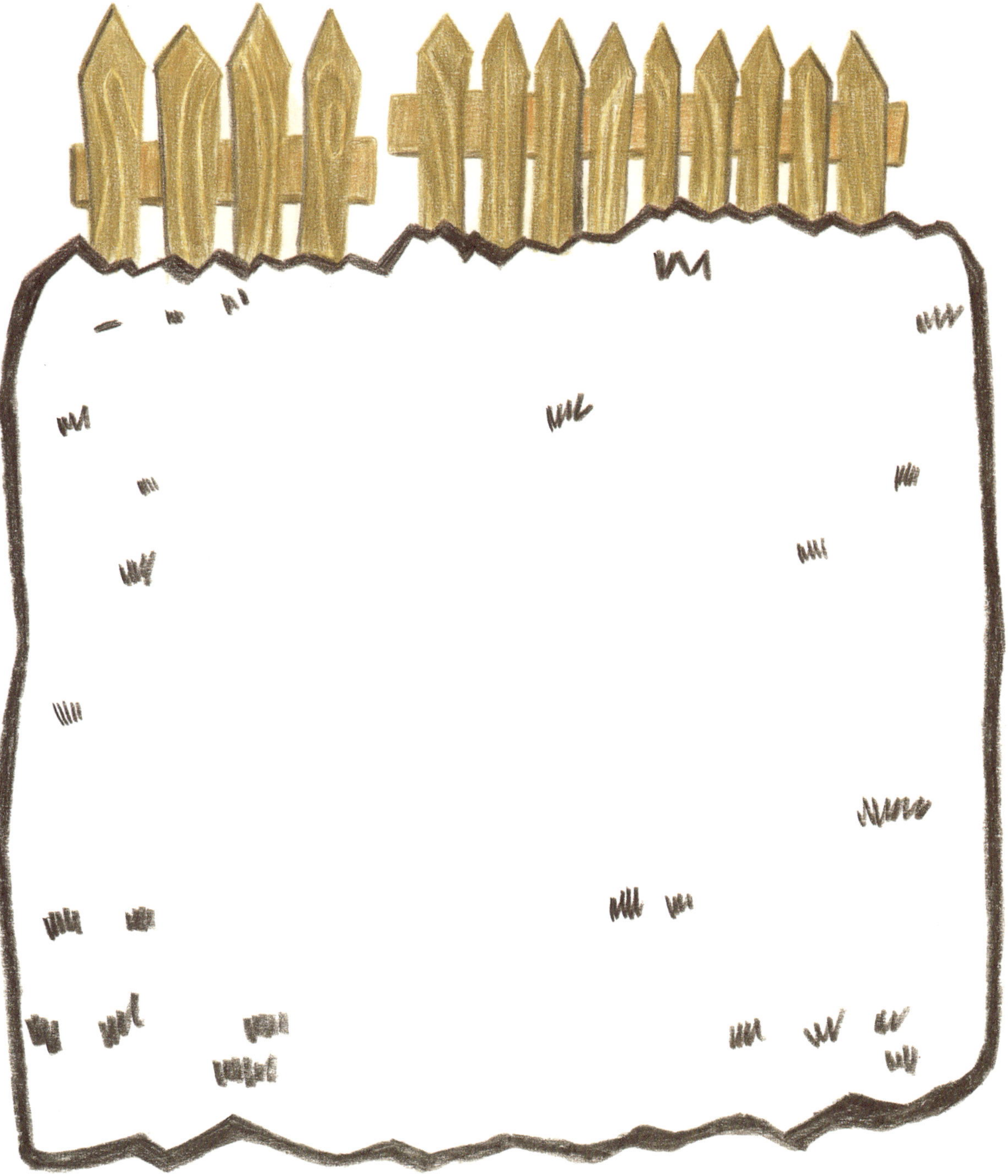

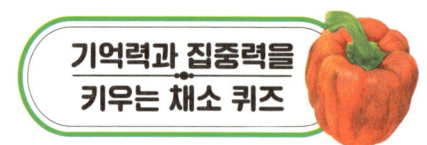

가로열쇠

1. 대표적인 구황작물로 주로 쪄서 먹는다.
   최근에는 답답한 상황을 비유하는 말로도 쓰인다.

2. 김치에 꼭 들어가는 것으로 매운맛이 나며 약용으로도 쓰인다.
   감기에 걸렸을 때 이것을 끓여 차로 마시면 효과가 좋다.

5. 부침개나 찌개에 들어가는 채소로, 종류가 다양하다.
   죽, 볶음, 샐러드로도 먹는다. '○○이 넝쿨째 굴러온다'라는 표현이 있다.

7. 빨강, 노랑, 초록, 주황 등 색상이 다양하며 비타민이 풍부하다.
   피망과 사촌지간이다.

8. 보라색과 흰색의 꽃이 핀다.
   주로 무치거나 볶아 먹고 기침, 가래에 효과가 있다.

세로열쇠

1. 대표적인 매운맛 채소. 녹색에서 붉은색으로 변한다.
   '작은 ○○가 맵다'라는 표현이 있다.

3. 카레에 들어 있는 향신료이다. 노란색의 천연염료로도 쓰인다.

4. 대표적인 항산화 채소. 미국 타임지가 선정한 21세기 최고의 식품이다.
   가열할수록 영양가가 높아진다.

6. 속살이 희고 매운맛을 가졌지만, 볶으면 달콤해진다.
   '식탁 위의 불로초'라고 불릴 정도로 효능이 많은 채소다. 모양은 둥글다.

9. 안토시아닌 성분이 풍부해 보라색을 띤다.
   잎은 쌈을 싸먹거나 녹즙으로 이용한다.
   뿌리 부분은 피클이나 물김치로 담그기도 한다.

10. 주로 약용으로 쓰인다. 옛날에는 이것으로 피리를 만들어 불며 놀기도 했다.

가로열쇠와 세로열쇠를 읽고 칸에 들어갈 채소 이름을 맞혀보세요.

정답

34쪽-37쪽

토마토, 꽈리, 인삼, 완두콩, 마늘, 쑥갓, 비트, 송이버섯, 파

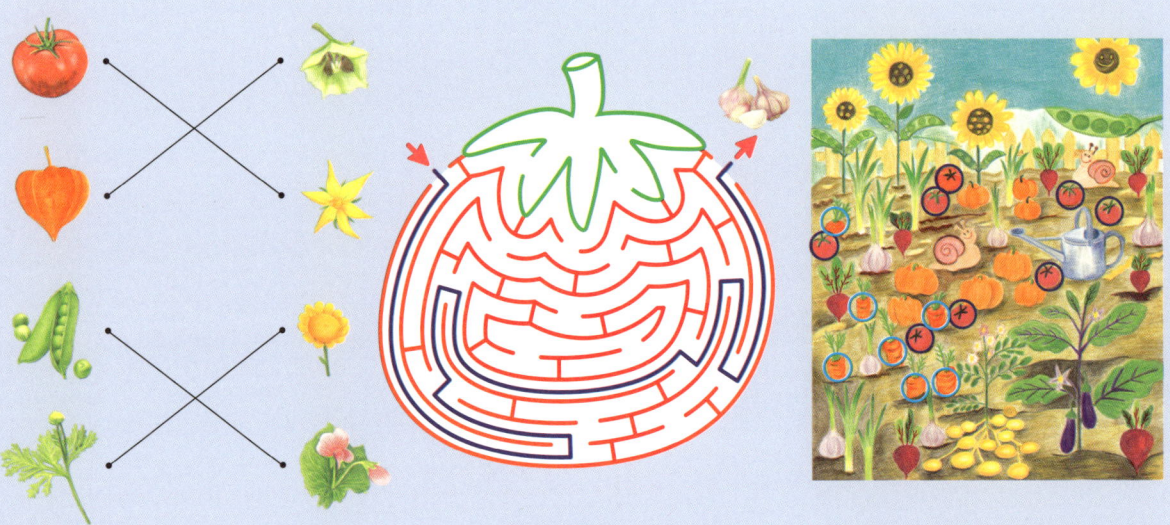

58쪽-61쪽

파프리카, 가지, 강황, 당근, 고구마, 무, 호박, 도라지, 양파

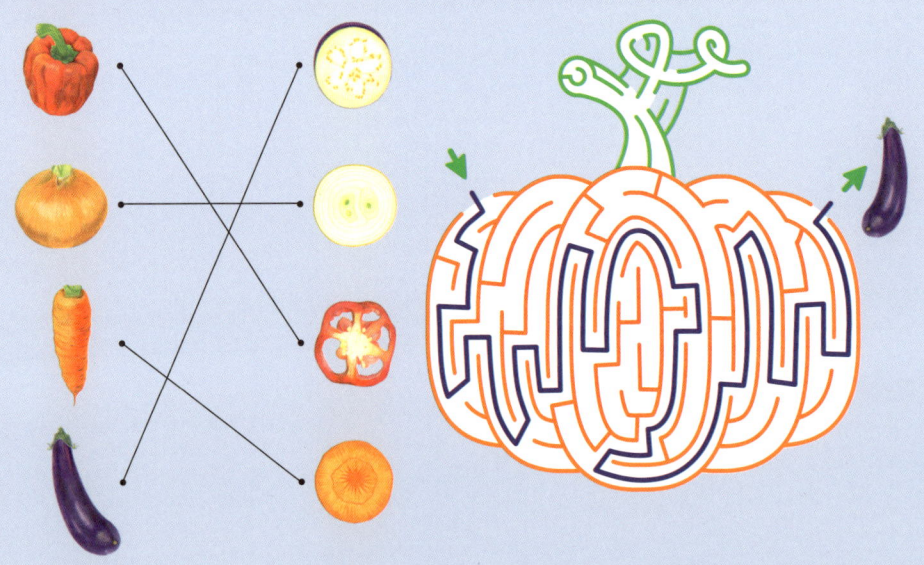

노란색 파프리카
빨간색 파프리카
주황색 당근
초록색 호박

80쪽-85쪽

고추, 감자, 생강, 오이, 콜라비, 땅콩, 여주

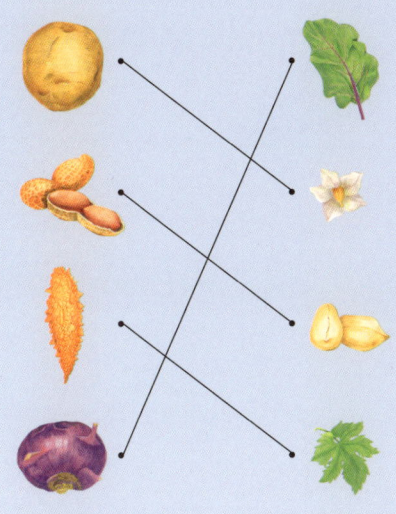

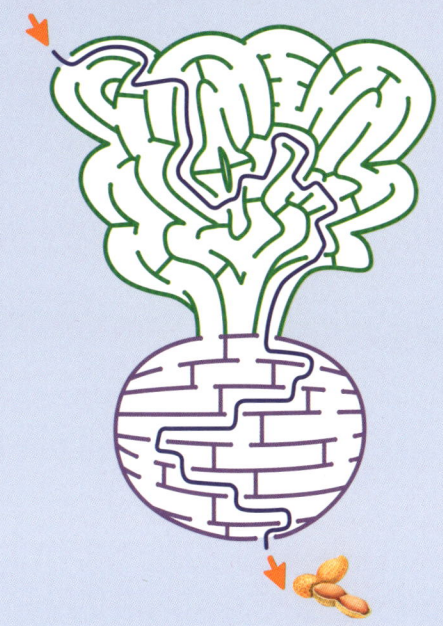

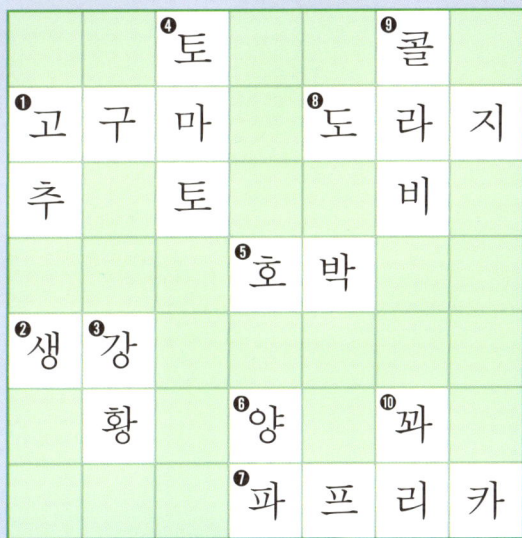

부모님을 위한 취미 교실 - 시니어 컬러링북
색연필로 그리는 채소

1판 1쇄 인쇄 2023년 6월 5일
1판 1쇄 발행 2023년 6월 15일
—
그린이 윤경미
—
펴낸이 김은중
편집 허선영 디자인 김순수
펴낸곳 가위바위보
출판 등록 2020년 11월 17일 제 2020-000316호
주소 서울시 마포구 월드컵북로400 5층 8호 (우편번호 03925)
전화 02-3153-1105 팩스 02-6008-5011
전자우편 gbbbooks@naver.com
네이버블로그 gbbbooks 인스타그램 gbbbooks 페이스북 gbbbooks

ISBN 979-11-92156-21-7 13650
* 책값은 뒤표지에 있습니다.
* 이 책의 내용을 사용하려면 반드시 저작권자와 출판사의 동의를 얻어야 합니다.
* 잘못된 책은 구입처에서 바꿔 드립니다.

가위바위보 출판사는 나답게 만드는 책, 그리고 다함께 즐기는 책을 만듭니다.